Kruis · Iburg
Köstlich essen bei Reizdarm

Prof. Dr. med. Wolfgang Kruis · Dipl. oec. troph. Anne Iburg

Köstlich essen bei Reizdarm

Endlich Ruhe im Bauch:
- So erkennen Sie Ihre Unverträglichkeiten
- Die richtigen Lebensmittel und Rezepte für jeden Reizdarmtyp

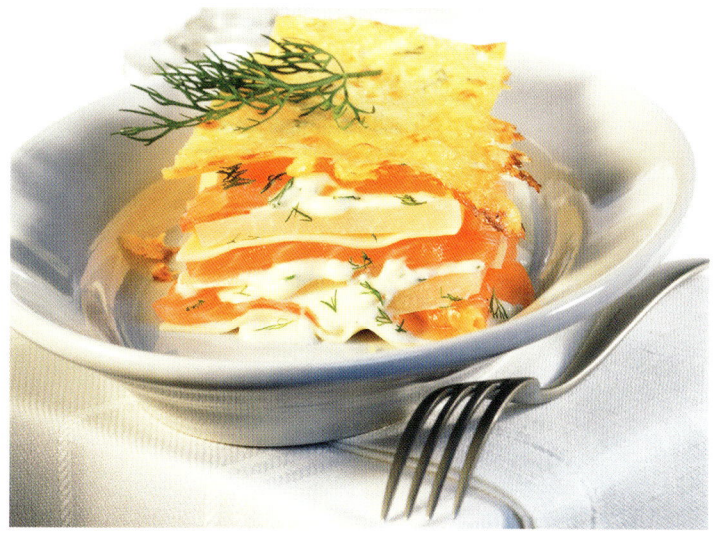

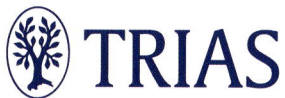

„Das schmeckt mir richtig gut!"

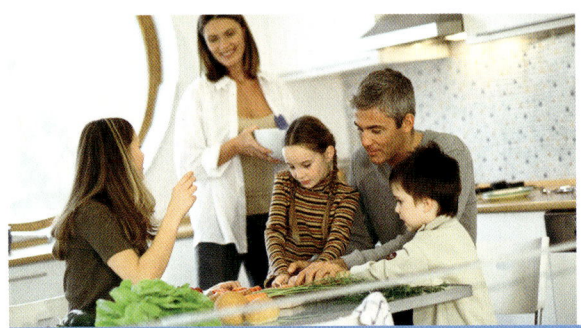
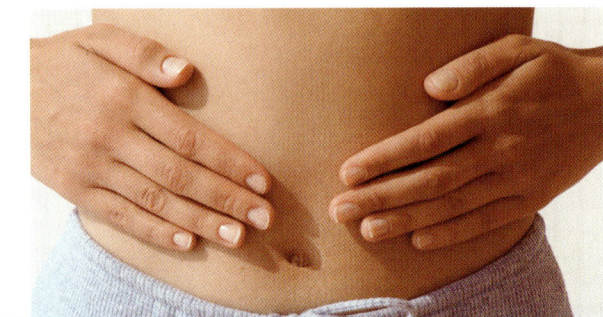

Basiswissen

Vorwort 9

Was Sie über das Reizdarm-Syndrom wissen sollten 10
- Reizdarm-Syndrom – was ist das überhaupt? 10
- Symptome des Reizdarms 12
- **Special:** Gesunde Darmflora 14
- Wie unsere Verdauung funktioniert 15
- Die Verdauung natürlich in Schwung bringen 18
- Hören Sie auf Ihren Bauch 19

Richtig essen beim Reizdarm-Syndrom 20
- Ihr Essverhalten auf dem Prüfstand 20
- Ein Ernährungstagebuch führen 22
- Gesunde Ernährung: Was heißt das für mich? 26
- Reichlich trinken! 26
- Obst und Gemüse 28
- **Special:** Fruktosemalabsorption 30
- Brot, Reis, Kartoffeln & Co. 32
- Milch, Joghurt und Käse 33
- **Special:** Laktoseintoleranz 35
- Fleisch, Fisch und Eier 37
- Pflanzenöle, Butter & Co. 38
- Ballaststoffe: Aufräumer im Dickdarm 40
- Beschwerdefrei dank Auslassdiät 43
- Von der Basiskost zur Such- und Aufbaukost 46
- Wochenplan für den Diarrhö-Typ 48
- Wochenplan für den Obstipations-Typ 49

Inhalt

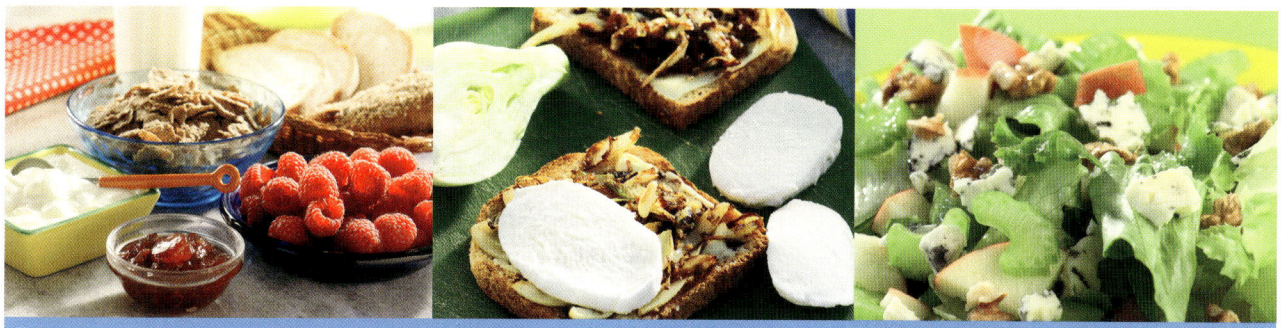

Rezepte

Frühstücksideen

- Frischkornmüsli — 58
- Bananen-Flockenmüsli — 58
- Obstsalat mit Pistazienjoghurt — 60
- Beeren-Quark-Creme — 61
- Vollkornbrot mit Tomaten-Hüttenkäse — 61
- Pikante Avocado-Buttermilch — 62
- Knäckebrot mit Möhren-Frischkäse — 62
- Ananas-Erdbeer-Drink — 64
- Milder Pflaumen-Zimt-Drink — 64
- Erdbeer-Joghurt-Shake — 64
- Orangen-Kiwi-Drink — 66
- Gute-Laune-Drink — 66

Warme und kalte Kleinigkeiten

- Kohlrabitörtchen — 70
- Fencheltoast — 72
- Ananas-Sauerkraut-Toast — 72
- Geschmorte Paprikastreifen — 74
- Tomaten-Basilikum-Teller — 74
- Folienkartoffel mit rotem Sauerkraut — 75
- Gefüllte Tomaten — 76
- Endivien-Apfel-Salat mit Roquefort — 78
- Krauser Endiviensalat mit Sprossen — 78
- Feldsalat mit gebratener Geflügelleber — 80
- Spargel-Tomaten-Salat — 82
- Thunfisch-Reis-Salat mit Tomaten — 82
- Kartoffelsalat mit Rucola — 84
- Warmer Kartoffelsalat mit grünen Bohnen — 84
- Fleischbrühe — 86
- Gemüsebrühe — 87
- Rot-gelbe Paprikasuppe — 88
- Schnelle Kartoffelsuppe — 90
- Sauerkrautsuppe — 90

"Das schmeckt mir richtig gut!"

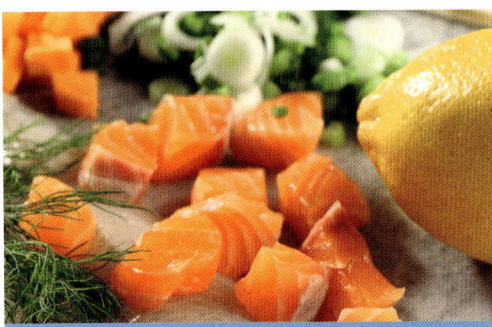
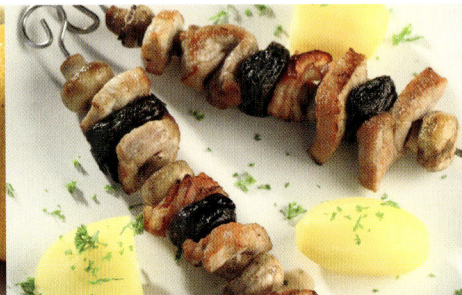
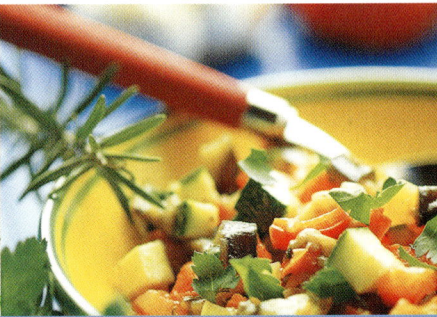

Rezepte

- Brokkolicremesuppe mit Räucherforelle — 91
- Spargelcremesuppe — 91
- Christels Kürbissuppe — 92
- Steinpilzsuppe mit Tomaten — 92

Warme Hauptgerichte

- Putenrouladen mit Champignonfüllung und Zucchinigemüse — 96
- Hühnerfrikassee — 98
- Hähnchengeschnetzeltes mit Sesam und Honig — 98
- Mediterrane Hähnchenkeulen aus dem Ofen — 99
- Ente aus dem Wok — 100
- Asia-Schweinebraten aus dem Bratschlauch — 100
- Kalbsgeschnetzeltes mit Frühlingsgemüse — 102
- Rheinischer Sauerbraten — 103
- Schweinebraten mit Senfcreme — 104
- Kalbsschnitzel mit Spargel — 104
- Spieße mit Champignons und Backpflaumen — 106
- Zucchini-Lamm-Spieße — 106
- Fischpäckchen mediterran — 108
- Wels aus dem Bratschlauch — 108
- Gefüllte Lachsforelle — 109
- Ratatouille — 110
- Spinat mit Ingwer — 110
- Indischer Blumenkohl — 110
- Gefüllte Grünkernbratlinge — 112
- Möhren-Blumenkohl-Auflauf — 112
- Fenchel al forno — 114
- Tomaten-Zucchini-Gratin — 116
- Kohlrabi-Zuckerschoten-Auflauf — 116
- Lachssteak mit Gemüsenudeln — 118
- Fischlasagne mit Krabben und Frühlingsgemüse — 120
- Bandnudeln mit Rinderfilet und Mangold — 122
- Mediterranes Kartoffelgulasch — 122
- Kartoffel-Omelett mit Krabben — 124

Inhalt

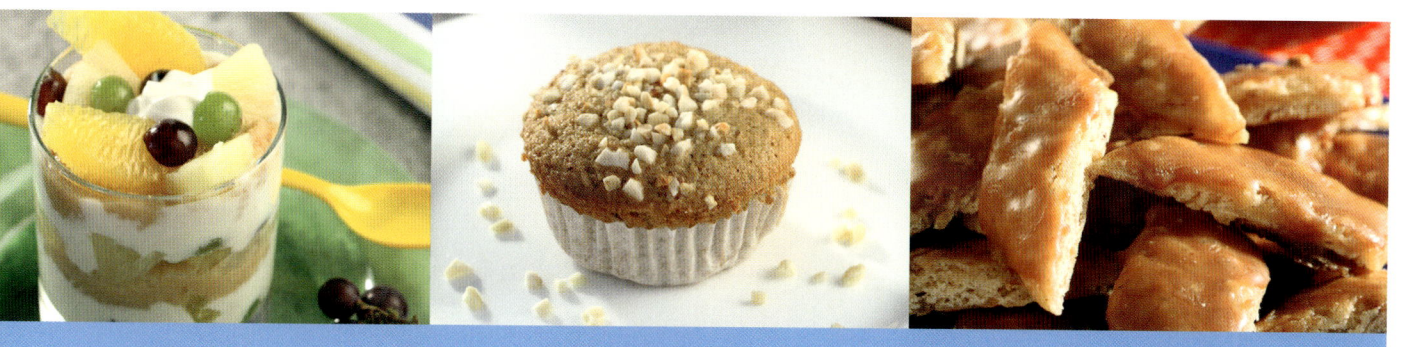

Desserts und Süßspeisen

– Pflaumen-Crumble	128
– Obstsalat mit Datteln	128
– Bratäpfel mit Marzipan-Leinsamen-Füllung	130
– Westfälische Kirsch-Quark-Creme	130
– Orangen-Grapefruit-Salat	131
– Reisauflauf mit Rhabarberkompott	132
– Blitzschnelles Beerensorbet	132
– Ananas-Quark-Creme	134
– Erdbeersalat mit Pistaziensauce	136
– Beerengrütze mit Vanillejoghurt	138
– Joghurt-Apfelsinen-Creme	138
– Gebratene Grießnocken mit Preiselbeer-Orangen-Kompott	139

Kuchen, Gebäck und Brot

– Magenbrot	142
– Aprikosen-Muffins	144
– Haselnuss-Schoko-Muffins	144
– Haferflocken-Plätzchen	146
– Möhrenkuchen	146
– Dinkel-Laugenstangen	148
– Kümmelbrötchen	149
– Dinkel-Buttermilchbrot	150

Anhang

Rezeptverzeichnis	152
Nachwort	154

Einführung

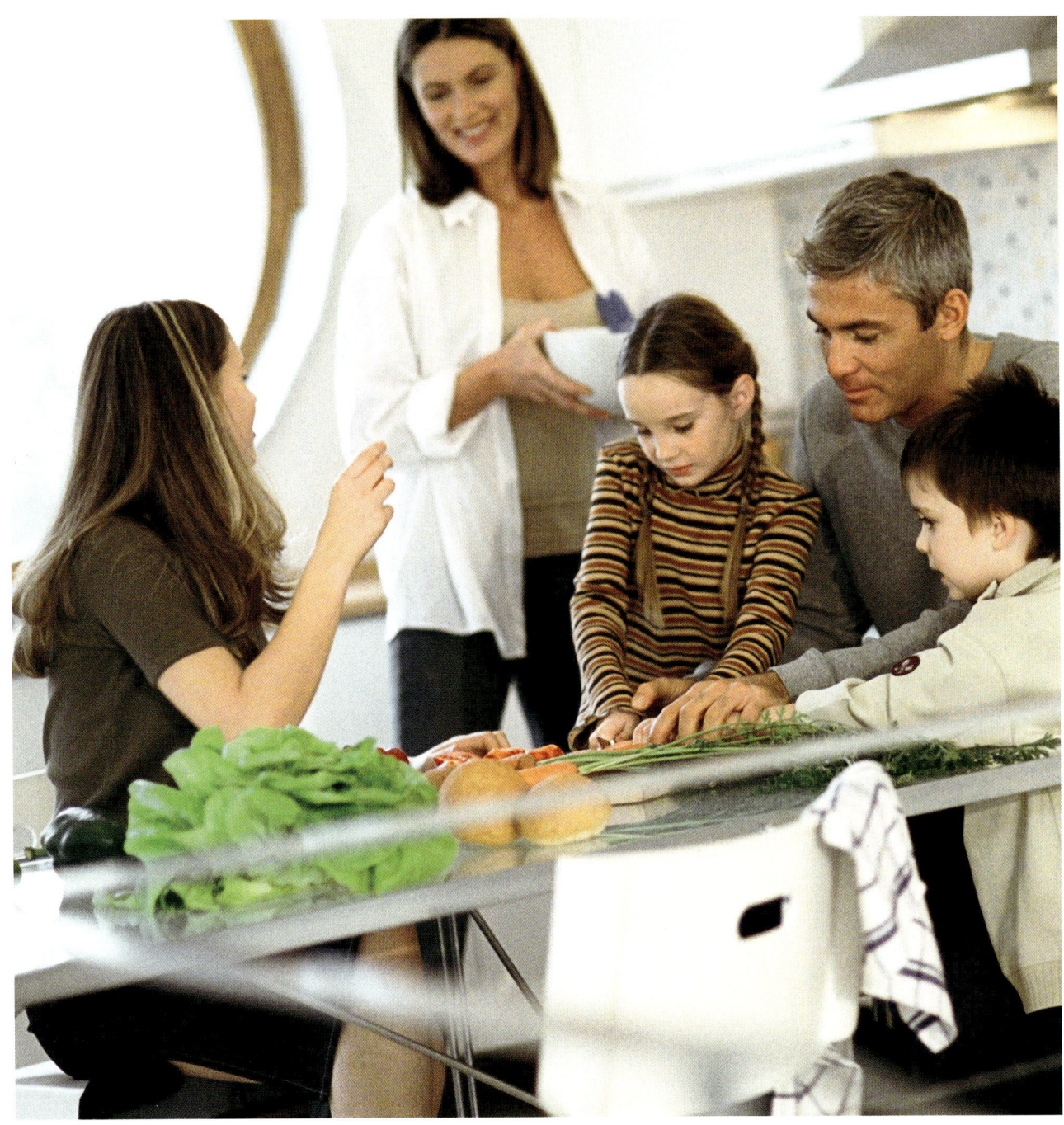

Liebe Leserinnen und Leser!

Die Diagnose Ihres Arztes lautet Reizdarm-Syndrom! Sie sind schockiert und frustriert, denn Ihnen wird mitgeteilt, dass es sich um eine „funktionelle Erkrankung" handelt. Es gibt also keine Medikamente, die eine organische Schädigung beheben können, um Ihnen zu helfen.

Die meisten Reizdarm-Patienten sind enttäuscht und haben einen extrem hohen Leidensdruck. Denn sie leiden wie Sie selbst weiter unter krampfartigen Bauchschmerzen, unangenehmen Blähungen und einem aufgeblähten Bauch sowie unter Durchfall und/oder Verstopfung. Ihre Symptome haben jetzt einen Namen, „Reizdarm", doch Linderung von medizinischer Seite gibt es nur in begrenztem Umfang.

Sie haben vermutlich wie die meisten Reizdarm-Patienten einen wahren Ärzte-Marathon hinter sich gebracht. Dabei haben Sie sich schon von verschiedenen Fachärzten mehrfach untersuchen lassen. Es ist meist nichts festgestellt worden und Sie sind zum nächsten Spezialisten überwiesen worden oder haben sich selbst um eine neue medizinische Meinung bemüht.

Sie wissen jetzt nach der Diagnose „Reizdarm", dass „nur" die Funktion Ihres Darms gestört ist. Sie dürfen beruhigt sein, dass der Darm endoskopisch betrachtet gesund aussieht. Damit sind Krankheiten wie Darmkrebs oder chronische Darmentzündungen ausgeschlossen worden. Das ist sicherlich beruhigend, behebt aber nicht die Symptome.

Sie leiden weiter unter Ihren Beschwerden und haben zu diesem Buch gegriffen, in der Hoffnung, dass sich Ihre Krankheit über Ihr Essverhalten beeinflussen lässt. Ihr Instinkt, dass die Schmerzen im Bauch etwas mit dem Essen zu tun haben müssen, ist richtig und wird Ihnen helfen, das Ernährungswissen aus dem Buch umzusetzen.

Sie haben sicherlich auch schon wie viele andere Patienten Ihren Arzt die Frage gestellt: „Gibt es eine spezielle Reizdarm-Diät?" Seine Antwort lautete vermutlich „Nein". Das ist im ersten Moment frustrierend und lässt viele gar nicht den Versuch unternehmen, ihr Essen auf Darmunverträglichkeit zu überprüfen, was schlichtweg eine vertane Chance ist. Über das Essen lassen sich bei den meisten Reizdarm-Patienten die Symptome lindern.

Lassen Sie sich nicht entmutigen. Seien Sie froh, dass es keine starre Diät gibt. Denn es gibt etwas viel Besseres, nämlich Ihr persönliches Ernährungsprogramm. Sie sind und bleiben der Chef über Ihren Teller. Sie dürfen alles essen, was Ihnen bekommt. Zugegeben, es ist ein langer Weg und es braucht auch viel Zeit und Geduld, um herauszubekommen, welche Lebensmittel und Gerichte man nun wirklich verträgt und welche nicht. Hier kommt nun das vorliegende Buch ins Spiel: Es versorgt Sie mit einer hilfreichen Anleitung, wie Sie trotz einer fehlenden speziellen Diät Ihr individuelles Ernährungsprogramm erstellen können.

Sie sollten dieses Buch daher nicht nur lesen, sondern richtig durcharbeiten. Bewaffnet mit Papier und Stift, stellen Sie Ihr persönliches – optimal an Ihren Reizdarm angepasstes – Ernährungsprogramm zusammen.

Wir wünschen Ihnen viel Kraft und Durchhaltevermögen bei der Entwicklung Ihres persönlichen Ernährungsprogramms und erhoffen baldige und lang anhaltende Linderung von den Symptomen des Reizdarms.

Viel Spaß beim Lesen, Kochen und Backen sowie einen guten Appetit wünschen Ihnen

Prof. Dr. med. Wolfgang Kruis und
Dipl. oec. troph. Anne Iburg

Was Sie über das Reizdarm-Syndrom wissen sollten

Auch wenn die Ursachen des Reizdarms noch nicht eindeutig geklärt sind, gibt es Hinweise, dass eine bewusste Ernährungsumstellung die Beschwerden lindern kann.

Reizdarm-Syndrom – was ist das überhaupt?

Das Reizdarm-Syndrom zählt zu den Funktionsstörungen des Verdauungstrakts. Durch eine Reihe oft quälender Beschwerden macht sich der Reizdarm bemerkbar: Bauchschmerzen, Durchfall, Verstopfung, Blähungen, Völlegefühl, Krämpfe oder Übelkeit. Auch wenn die Symptome nicht lebensbedrohlich sind, verschlechtern sie die Lebensqualität der Betroffenen oft sehr stark. Die Intensität der Beschwerden verändert sich im Tagesverlauf: Morgens sind die Symptome häufig am stärksten, nachts sind die Betroffenen meist beschwerdefrei. Beruhigend ist, dass zwischen dem Reizdarm-Syndrom und der Entstehung von bösartigen Darmerkrankungen kein Zusammenhang besteht. Da dem Arzt keine krankhaften Veränderungen des Darms als Anhaltspunkt zur Verfügung stehen, ist die Diagnose des Reizdarms sehr schwierig und die Entdeckung der Erkrankung dauert oft lange.

Ursache und Entstehung

Die genaue Ursache der Krankheit ist noch nicht ausreichend bekannt. Sicher ist jedoch, nicht ein einzelner Faktor löst das Reizdarm-Syndrom aus, sondern für die Erkrankung kommt eine Vielzahl von Faktoren infrage.

Die Bewegungsabläufe des Darms sind beim Reizdarm-Syndrom verändert. Während bei Gesunden eine charakteristische, immer wiederkehrende Bewegung des Dünndarms in Richtung Dickdarm stattfindet, die für einen geregelten Weitertransport des Speisebreis sorgt, zieht sich bei Patienten mit Reizdarm-Syndrom der Darm oft in kurz andauernden, schnell aufeinanderfolgenden Bewegungen zusammen.

Im Dickdarm ist die sogenannte Passagezeit verändert. Der Nahrungsbrei wird beim Verstopfungstyp zu langsam und beim Durchfalltyp zu schnell fortbewegt. Die Verkrampfung des Darms ist im Röntgenbild manchmal in Form eines „Perlschnurdarms" erkennbar.

Die Schmerzempfindlichkeit des Darms ist bei Reizdarm-Patienten verstärkt. Als Grund hierfür wird eine Störung des Informationsaustauschs zwischen Gehirn und Darm vermutet. Wahrscheinlich spielt der Botenstoff Serotonin eine Schlüsselrolle, er ist für die Steuerung der Darmfunktion und der Schmerzwahrnehmung verantwortlich. Auf Dehnungsreize reagieren Reizdarm-Patienten wesentlich empfindlicher als Gesunde. Die Schmerzschwelle liegt niedriger. Daher löst oft ein Gasgehalt im Darm, der nicht höher ist als bei Gesunden, schon Schmerzen aus.

Nach infektiösen Durchfällen mit Bakterien, aber auch durch Viren bedingt, kommt es bei manchen Betroffenen trotz Abklingens der akuten Symptome zu anhaltenden Beschwerden im Sinne eines Reizdarms, dem postinfektiösen Reizdarmsyndrom. Diese Erfahrung weist auf die Rolle der intestinalen Flora hin. Durch verschiedenste Ursachen bedingt liegt beim Reizdarm häufig eine Dysbiose vor. Die Gabe von Probiotika („guten Keimen") und Nahrungsergänzungen ist ein vielversprechender Behandlungsansatz.

Die Psyche scheint ebenfalls Einfluss auf die Erkrankung zu haben. Denn in stressigen Phasen treten die Symptome meist verstärkt auf. Letztlich kennen aber auch praktisch alle Gesunden dieses schon sprichwörtliche Phänomen: Stress und Angst schlagen auf Magen und Darm. Diese Reaktion ist in Grenzen ganz normal. Wenn jedoch die Symptome dauerhaft auftreten und das Leben beeinträchtigen, spricht man von einem Reizdarm-Syndrom.

Die Rolle der Ernährung

Eine entscheidende Rolle spielt die Ernährung. Viele Patienten mit Reizdarm-Syndrom leiden beispielsweise unter Nahrungsmittelunverträglichkeiten. Es gibt spezifische, z. B. auf Laktose oder Fruktose, und unspezifische Nahrungsmittelunverträglichkeiten. Letztere kann der Patient nur durch gute Eigendiagnose zusammen mit seinem Arzt oder einer Ernährungsberaterin herausbekommen. Im Optimalfall führt er dabei ein Ernährungstagebuch und entwickelt daraus eine persönliche Unverträglichkeitsliste. Neben den Unverträglichkeiten spielen auch ein falsch erlerntes oder ein entsprechend angewöhntes Essverhalten eine Rolle. Als Ursachen werden sowohl der geringe Verzehr von Ballaststoffen als auch das permanente Diäthalten vermutet. Die Diätphasen führen dazu, dass der Darm das normale Essen quasi „vergessen" hat.

Verschiedene Befunde sprechen dafür, dass Reizdarm-Patienten eine gestörte Darmflora haben. Dies kann durch einen bakteriellen Darminfekt oder eine Magen-Darm-Erkrankung verursacht worden sein, aber auch durch eine krasse Fehlernährung, z. B. Null- oder andere Extremdiäten, die im Wechsel über einen langen Zeitraum durchgeführt wurden.

Wer erkrankt an einem Reizdarm?

Ein Reizdarm-Syndrom tritt bei vielen Menschen erstmals zwischen dem 20. und 40. Lebensjahr auf. In Deutschland erkranken etwa 15 bis 20 Prozent der Bevölkerung. Jeder zweite Patient mit Magen-Darm-Beschwerden leidet unter einem Reizdarm-Syndrom. Frauen sind zwei- bis dreimal so häufig betroffen wie Männer. Gründe hierfür sind unter Umständen der andere Umgang mit Krankheiten, ein unterschiedliches Körpergefühl und der Einfluss der Geschlechtshormone.

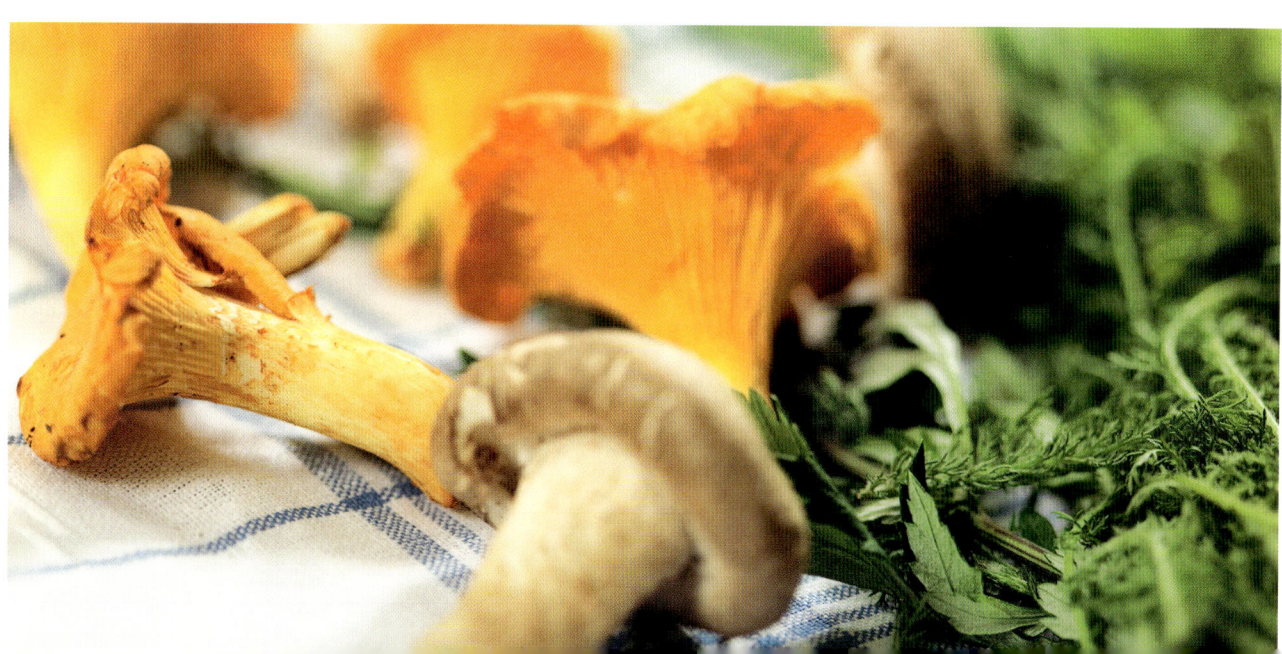

Was Sie über das Reizdarm-Syndrom wissen sollten

Symptome des Reizdarms

Der Reizdarm macht sich durch eine Reihe von typischen, oft quälenden Beschwerden bemerkbar, die sich tagsüber steigern können, nachts jedoch aufhören:
- Schmerzen, Krämpfe und Missempfindungen an verschiedenen, häufig wechselnden Stellen des Bauches, die sich häufig nach Stuhlgang bessern
- Durchfall oder Verstopfung oder Wechsel zwischen beidem, oft mit Schleimabgang
- veränderte Stuhlzusammensetzung (hart, wässrig oder breiig)
- Blähungen und Überblähungen
- Entleerung des Darms wird als mühsam empfunden, es herrscht ein gesteigerter Stuhldrang und das Gefühl der unkompletten Entleerung des Darms

> **INFO**
>
> Für die verschiedenen Reizdarmtypen gibt es im Rezeptteil ab Seite 57 verschiedene Symbole zu jedem Gericht, damit Sie auf den ersten Blick sehen, ob es für Sie verträglich ist oder nicht. Hierzu zählen
>
> **O-TYP** besonders geeignet für Obstipationstyp
> **D-TYP** besonders geeignet für Diarrhötyp
> laktosearm
> glutenfrei
> fruktosearm

Treffen diese Symptome innerhalb eines Jahres während insgesamt zwölf Wochen zu und lassen sich keine anderen Ursachen für die Beschwerden finden, dann gilt die Diagnose Reizdarm-Syndrom als sicher.

Beschwerden, die nicht den Verdauungstrakt betreffen, aber oft mit dem Reizdarmsyndrom einhergehen, sind:
- seelische Störungen und Erkrankungen (Angst, Depression)
- Abgeschlagenheit, Konzentrationsschwierigkeiten und Schlafstörungen
- Kopfschmerzen, Migräne und Rückenschmerzen
- starke Schmerzen im Unterbauch vor und während der Menstruation

Reizdarmtypen

Da die Symptome der Reizdarm-Patienten sehr unterschiedlich sind und keine einheitliche Therapie bzw. kein einheitliches Ernährungskonzept möglich ist, erfolgt eine Klassifizierung nach den Symptomen, unter denen die Patienten am stärksten zu leiden haben. Ein Wechsel und Überlappungen sind dabei jedoch nicht selten. Man unterscheidet zwischen:
- Diarrhö-Typ
- Obstipations-Typ
- Schmerz-Typ
- Wechsel zwischen Diarrhö und Obstipation

Der Diarrhö-Typ ist am stärksten verbreitet (etwa ein Drittel aller Betroffenen). Kennzeichnend sind täglich mehrere breiige bis wässrige Stuhlentleerungen. Der Stuhldrang trifft den Patienten sehr plötzlich, oft direkt nach dem Essen. Nachts sind die Patienten meist beschwerdefrei. In der Regel nehmen sie trotz der massiven Durchfälle nicht ab.

Beim Obstipations-Typ, der etwa bei 21 Prozent der Reizdarm-Patienten auftritt, ist die Stuhlentleerung äußerst mühsam, und der Patient hat das Gefühl, sich nicht vollständig entleert zu haben. Der Stuhl ist hart und schafkotähnlich, oft ist auch ein Schleimabgang festzustellen.

Meist ist nur der morgendliche Stuhl hart, über den Tag hinweg ist der Stuhl in der Konsistenz normal bis breiig.

Der Schmerz-Typ macht ebenfalls ein Fünftel der Erkrankungen aus und tritt meist zusammen mit dem Diarrhö-Typ auf. Besonders nach dem Essen leiden die Patienten unter krampfartigem Bauchweh und werden häufig von Blähungen geplagt.

Bei 27 Prozent wird ein Wechsel zwischen Verstopfung und Durchfall festgestellt.

Stuhlgang – ein Tabuthema

Da keiner gerne über das Thema spricht, sind sich viele Menschen gar nicht darüber im Klaren, was als normal gilt beim Gang zur Toilette. Da die Verweildauer des Nahrungsbreies im Darm mehrere Tage betragen kann, liegt die Spannbreite für eine normale Stuhlentleerung irgendwo zwischen dreimal pro Woche bis zu dreimal am Tag.

Wann spricht man von Verstopfung?

Erst wenn man seltener als dreimal pro Woche eine Stuhlentleerung hat, der Stuhlgang sehr hart ist und man nur durch „Drücken" und unter großer Mühe seinen Darm entleeren kann, spricht man von Verstopfung bzw. Obstipation.

Wann spricht man von Durchfall?

Wer häufiger als dreimal am Tag die Toilette zur Stuhlentleerung aufsuchen muss und einen weichen bis wässrigen Stuhl ausscheidet, leidet unter Durchfall. Meist handelt es sich dabei um größere Mengen als normal, da der Stuhl sehr wasserreich ist. Der Stuhl lässt sich in der Regel kaum aufhalten, was verständlicherweise als sehr unangenehm empfunden wird.

Wann spricht man von Blähungsbeschwerden?

Blähungen – solange sie nicht schmerzhaft sind – gehören zu einer gesunden Verdauung dazu, auch wenn sie in manchen Situationen äußerst unangenehm sind. Sie entstehen durch die Ansammlung von Darmgasen, die zusammen mit oder auch ohne Stuhlgang abgegeben werden.

Unter Blähungsbeschwerden leidet, wer das Gefühl hat, sein Bauch sei mit Luft gefüllt, und diesen Zustand als äußerst unangenehm und schmerzhaft empfindet.

Die Schwelle, ab welchem Zeitpunkt die Dehnung der Darmwände als schmerzhaft empfunden wird, ist sehr unterschiedlich. So kann es sein, dass Menschen mit stärkerem Schmerzempfinden auch ohne vermehrte Gasmenge im Darm unter Blähungsbeschwerden leiden. Hastiges Essen oder kohlensäurereiche Getränke können Kohlendioxid in den Darm befördern und die Blähungsbeschwerden auslösen. Zum anderen kann es durch eine stark gasbildende Bakterienbesiedlung im Darm zu einer vermehrten Gasbildung kommen, die wiederum Schmerzen auslöst. Ebenso kann eine unvollständige Aufnahme von Zucker aus dem Dünndarm, häufig Fruchtzucker oder auch Zuckeraustauschstoffe wie Sorbit und Mannit, Blähungsbeschwerden auslösen, da diese das Wachstum von gasbildenden Bakterien fördern.

Hätten Sie gewusst, dass ein Mensch während seines Lebens ungefähr 65 Tonnen Nahrung zu sich nimmt? Das entspricht dem Gewicht von 12 Elefanten! Eine unvorstellbare Menge. So ist es doch nicht verwunderlich, wenn der Magen oder Darm bei diesen Mengen und der Vielzahl an unterschiedlichen Lebensmitteln gereizt ist.

DARMFLORA

INFO

Gesunder Darm, gesunde Darmflora

Unter der Darmflora versteht man die Gesamtheit aller Mikroorganismen im Magen-Darm-Trakt. Im Verdauungskanal jedes Menschen leben etwa 100 Billionen Mikroorganismen, hauptsächlich Bakterien.

Die Verteilung nach Art und Menge ist in den verschiedenen Abschnitten des Verdauungskanals sehr unterschiedlich: Im Mund leben viele Bakterien. In der Speiseröhre ist die Besiedlung sehr gering. Im Dünndarm nimmt die Zahl der Bakterien wieder zu. Der Dickdarm ist im gesunden Zustand sehr dicht mit Bakterien besiedelt. Im Magen ist die Zahl der Mikroorganismen am niedrigsten, da die Magensäure die Bakterien abtötet. Die Bakterien des Magen-Darm-Traktes bilden eine Art Lebensgemeinschaft, innerhalb derer sich die verschiedenen Arten von Bakterien in einem Gleichgewicht befinden. Krankheitserregende Bakterien können dieses Gleichgewicht stören, nutzbringende Bakterien tragen zu einer gesunden Darmflora bei.

Der Darm als Kontakt zur Außenwelt

Eine gesunde Darmflora trägt entscheidend zu unserer Gesundheit bei. Sie bildet einen Schutzschild gegen Keime. Die Darmflora trainiert unser Immunsystem, da sie in ständigem Kontakt mit unserer Darmwand ist. Dickdarmbakterien sind in einem gesunden Darm so reichlich vorhanden, dass sie etwa 50 bis 60 Prozent des Stuhlvolumens ausmachen.

Eine dauerhaft schlechte und einseitige Ernährung oder auch Stress können die Darmflora angreifen. Antibiotikaeinnahme oder Bestrahlungen können ebenfalls die gesunde Darmflora weitgehend zerstören. Hat die Darmflora ihr gesundes Gleichgewicht verloren, so kommt es häufig zu unangenehm riechenden Durchfällen, da die fäulniserregenden Bakterien in der Überzahl sind. Diese Beschwerden bleiben oft über Monate oder Jahre und sind ein Zeichen für eine nicht vollständig wiederhergestellte Darmflora.

Wie unsere Verdauung funktioniert

Alleine der bloße Anblick eines appetitlichen Essens, der Duft von frischem Brot lässt uns buchstäblich das Wasser im Munde zusammenlaufen. Unser Magen-Darm-Trakt arbeitet sogar im Leerlauf. Sobald etwas Essbares im Mund landet, beginnen Zunge und Zähne das Essen zu zerdrücken bzw. zu zerkleinern. Gleichzeitig wird kaltes Essen erwärmt und zu heißes Essen heruntergekühlt. Der Nahrungsbrei sollte sich im Optimalfall möglichst unserer Körpertemperatur annähern. Und dann beginnt im Mund schon die Verdauung. Über den Speichel werden Enzyme abgegeben: Je länger wir kauen, umso besser können die Speichelenzyme stärkehaltige Lebensmittel wie z. B. Brot in kleinere Nährstoffe zerlegen.

Magen: Säurefabrik und Speicher

Ist der Nahrungsbrei im Magen angekommen, produzieren die Drüsen der Magenschleimhaut den Magensaft. Es handelt sich dabei um ein Gemisch aus Schleim, Salzsäure und eiweißspaltenden Enzymen. Die Aufgaben des Magens sind vielfältig. Der angesäuerte Nahrungsbrei tötet Keime ab. Das Eiweiß im Nahrungsbrei wird aufgeschlossen. Der Magen dient als Speicher und gibt kontrolliert über den Pförtner, einen Kontrollmuskel am Magenausgang, portionsweise den Nahrungsbrei in den Dünndarm ab. Je nach Zusammensetzung des Essens verweilt der Speisebrei zwischen zwei und neun Stunden im Magen:

- 2 h Verweildauer haben leichte Gerichte wie z. B. Joghurt oder ein weich gekochtes Ei (überwiegend Eiweiß)
- 4 h Verweildauer haben Gerichte wie Linseneintopf, kurz gebratenes Fleisch mit Kartoffeln und Gemüse (reich an Kohlenhydraten)
- 9 h Verweildauer haben schwere Gerichte wie Schweinshaxe, Bratwürste, Aal, Ölsardinen (sehr fettreich)

Bauchspeicheldrüse: der Werkzeugkasten

Beim Eintritt des sauren Nahrungsbreies aus dem Magen in den Zwölffingerdarm, den oberen Darmabschnitt, geben Bauchspeicheldrüse und Gallenblase Verdauungssäfte ab. Sie neutralisieren den Nahrungsbrei und sind reich an weiteren Enzymen. Diese Enzyme spalten die drei Hauptnährstoffe Eiweiß, Fett und Kohlenhydrate in so kleine Einheiten, dass diese durch die Darmwand ins Körperinnere aufgenommen werden.

Dünndarm: Energielieferant und Schleuse

Nun gelangen die Einzelbausteine über die Dünndarmwand ins Körperinnere. Für die Resorption der Nährstoffe ist die Oberfläche des Dünndarms stark vergrößert. Der etwa 3 Meter lange Dünndarm hat eine starke Faltung in Darmzotten – etwa 7 Millionen Stück. Dadurch entsteht eine Oberfläche von 2 000 m², das entspricht nicht ganz einem halben Fußballfeld. Die Nährstoffe werden außerhalb des Darms mit dem Blut bzw. der Lymphe transportiert und im ganzen Körper verteilt. Nun stehen sie als Baustoff oder Energielieferant zur Verfügung. Die Vitamine und ein Teil der Mineralstoffe gelangen auf dem gleichen Weg zu ihren Wirkorten. Die restliche unverdauliche Nahrung, insbesondere die Ballaststoffe, gelangen in den Dickdarm.

Dickdarm: Müllabfuhr und Wasserreservoir

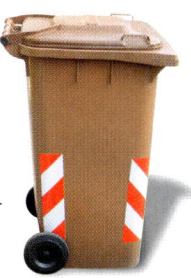

Wie schon der Name Dickdarm verrät, wird hier der Speisebrei eingedickt, den nicht verdaubaren Resten des Speisebreis Wasser entzogen. Um richtig verdauen zu können, benötigt der Magen-Darm-Trakt täglich etwa neun Liter Wasser. Dieses Wasser wird zum größten Teil aus dem Dickdarm in den Körper wieder zurück-

Was Sie über das Reizdarm-Syndrom wissen sollten

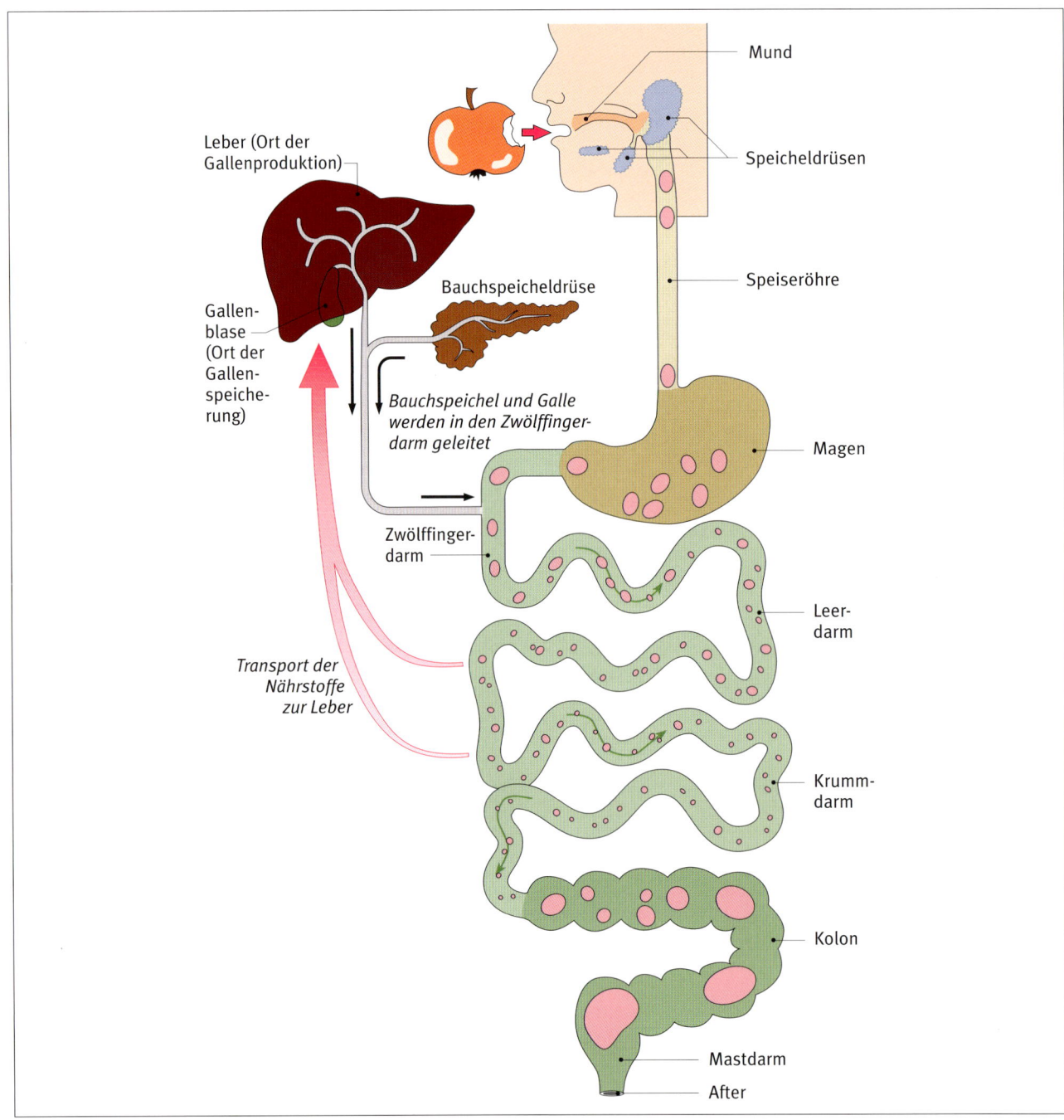

geholt, also quasi recycelt. Übrigens gelangen dabei auch noch Mineralstoffe zurück in den Organismus. Es bedarf einer besonders guten Feinregulierung, damit der Stuhl die richtige Konsistenz hat. Um dies zu gewährleisten, braucht der Dickdarm eine gesunde Darmflora. Etwa 100 Billionen Bakterien der verschiedensten Art sind notwendig, damit unsere Verdauung optimal klappt. Der Dickdarm ist im Vergleich zum restlichen Magen-Darm-Trakt am stärksten mit Bakterien besiedelt. Die Dickdarmbakterien brauchen vor allem Ballaststoffe als Nahrung. Das Zusammenspiel von gesunden Darmbakterien und Ballaststoffen hat somit einen Einfluss auf das Stuhlvolumen, dessen Konsistenz und Zusammensetzung. Eine gesunde Darmflora ist entscheidend für einen normalen Stuhlgang.

Der Enddarm ist mit ungefähr 15 bis 20 Zentimetern recht kurz. Er wird auch als Mastdarm oder Rektum bezeichnet. In ihm wird der Stuhl gesammelt und mithilfe des willkürlichen Nervensystems beim Toilettengang über den After geleert.

Ballaststoffe = Bakteriennahrung

Ein hoher Ballaststoffanteil in der Nahrung versorgt die Bakterien im Dickdarm ausgezeichnet mit Nährstoffen und fördert Bakterienwachstum optimal. Die Bakterienzellmasse steigt und trägt somit zu einer erhöhten Stuhlmenge bei. Neben dieser indirekten Stuhlmengenerhöhung wird das Volumen durch die Quellfähigkeit der Ballaststoffe ebenfalls vergrößert. Der Enddarm füllt sich schneller, seine Motilität erhöht sich und der sogenannte Stuhlentleerungsreiz wird angeregt.

Beim Abbau der Ballaststoffe durch die Darmbakterien entstehen Gase und kurzkettige Fettsäuren, dadurch wird der Stuhl lockerer und weicher. Ein geringer Teil der durch den Bakterienstoffwechsel gebildeten kurzkettigen Fettsäuren verbleibt im Dickdarm und erhöht den pH-Wert im Dickdarm. Das hat eine positive Wirkung auf die Zusammensetzung der Darmflora: Die fäulniserregenden Bakterien nehmen ab, die Zahl der gärungsaktiven Bakterien steigt an.

> **MEHR WISSEN**
>
> ### Wie lange braucht eine Mahlzeit durch unseren Körper?
>
> Die Verweildauer des Nahrungsbreies ist von Mensch zu Mensch sehr unterschiedlich. Es ist durchaus normal, dass die Passagezeit von Lebensmitteln zwischen einem halben Tag und vier Tagen liegt. Verweildauer der Speise in den einzelnen Abschnitten:
>
> | | |
> |---|---|
> | Mund: | etwa 5 Minuten |
> | Speiseröhre: | etwa 5 Sekunden |
> | Magen: | 1 bis 2 Stunden |
> | Dünndarm: | 1 bis 2 Stunden |
> | Darm: | 8 Stunden bis zu 4 Tage |
>
> - Feste Nahrungsmittel haben eine längere Verweildauer als weiche und Getränke.
> - Fetthaltiges Essen benötigt länger als kalorienarmes.
> - Mineralstoffreiche Lebensmittel verweilen länger im Magen-Darm-Trakt.
> - Ballaststoffreiches Essen optimiert die Verweildauer im Dickdarm. Bei Verstopfung reduzieren die Ballaststoffe die Passagezeit im Dickdarm und bei Durchfall rutscht der Nahrungsbrei langsamer durch den Dickdarm.

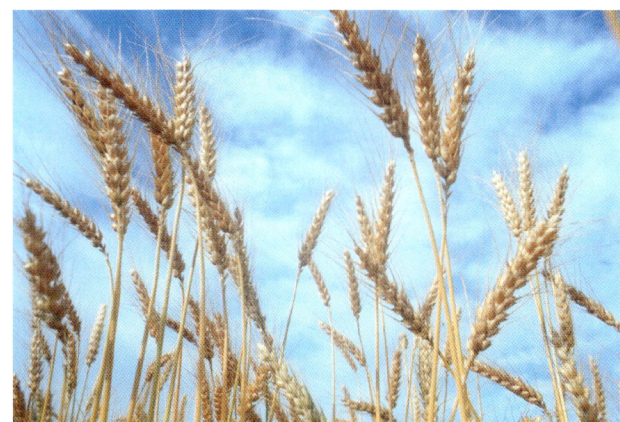

Die Verdauung natürlich in Schwung bringen

Leinsamen oder Flohsamen

enthalten viele Ballaststoffe, die im Darm aufquellen und ihn in Bewegung setzen.
Wie viel? 1 bis 2 EL täglich. Unters Müsli gemischt oder unter den Früchtequark oder -joghurt gerührt.
Wissenswert: Reichlich trinken. 1 Glas Wasser pro Esslöffel Leinsamen sind optimal, denn die Körnchen brauchen viel Wasser zum Quellen.

Sauerkraut

enthält viele Milchsäurebakterien. Sie bringen den Darm in Schwung und zusammen mit den Ballaststoffen aus dem Kraut wirkt es leicht abführend.
Wie viel? Täglich eine Portion von 100 g wäre optimal. Alternativ hilft auch ein Glas Sauerkrautsaft oder Brottrunk.
Wissenswert: Auf nüchternen Magen haben Sauerkraut und auch der Saft den größten Erfolg.

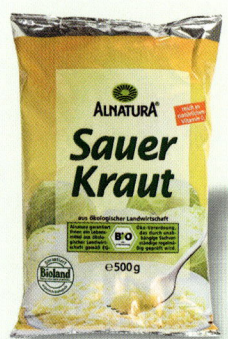

Milchzucker

hat eine Stuhl auflockernde Wirkung. Er ist ein idealer Nährstoff für die Darmbakterien und sorgt so für eine gesunde Darmflora.
Wie viel? 1 bis 2 EL täglich. Rühren Sie ihn in ein Milchprodukt oder auch in ein Getränk ein. Er hat nur wenig Süße.
Wissenswert: Es handelt sich wirklich um ein mildes Abführmittel, das vielleicht auch erst nach einer Woche zu durchschlagenden Erfolgen führt.

Trockenpflaumen

und auch anderes Trockenobst haben einen hohen Gehalt an Fruchtzucker. Konzentrierter Fruchtzucker wirkt leicht abführend und ist somit ein ideales natürliches Abführmittel.
Wie viel? 2 bis 6 über Nacht in Wasser eingeweichte Trockenpflaumen sollten auf nüchternen Magen gegessen werden.
Wissenswert: 1 Glas Pflaumensaft auf nüchternen Magen wirkt ebenso gut. Unters Müsli gemischt entfalten Trockenfrüchte ebenfalls ihre Wirkung.

Sauermilchprodukte

- klassischer Joghurt, Kefir oder Dickmilch sorgen für eine gesunde Darmflora und kurbeln somit die Verdauung an und verhindern Verstopfung.

Wie viel? Jeden Tag ein Becher Joghurt, Kefir oder Dickmilch. Sie wirken eher auf lange Sicht und gehören täglich auf den Speiseplan.
Wissenswert: Probiotische Milchprodukte enthalten magensäureresistente Milchsäurebakterien. Somit ist garantiert, dass die Milchsäurebakterien in ausreichend großer Menge in die tieferen Darmabschnitte gelangen.

Vollkornprodukte

quellen bei ausreichender Flüssigkeitszufuhr und regen somit die Darmbeweglichkeit an. Außerdem dienen sie den Darmbakterien als Nährstoff und sorgen so für eine gesunde Darmflora.
Wie viel? 2 bis 3 Scheiben Vollkornbrot pro Tag. Statt zu Weißmehlkuchen und -keksen sollten Sie zu dunkleren Mehlsorten beim Backen tendieren.
Wissenswert: Mehrkornbrötchen sind meist keine Vollkornbrötchen. Sie enthalten Sonnenblumenkerne, Leinsamen und Kürbiskerne und somit wenig Getreideballaststoffe.

Hören Sie auf Ihren Bauch

Mittlerweile kann die Erkenntnis als gesichert angenommen werden, dass es neben dem Kopfgehirn eine zweite unabhängige Zentrale in unserem Körper gibt: das sogenannte „Bauchhirn". Der amerikanische Wissenschaftler Michael Gershon wurde lange Zeit von seinen Kollegen für diese Theorie verspottet und auch heute noch ignorieren viele Fachleute seine Sichtweise. Vereinfacht gesprochen war man ursprünglich der Meinung, alle Abläufe in unserem Körper würden vom Gehirn gesteuert. Man hatte zwar auch Funktionen entdeckt, die ohne Zutun des Kopfgehirns ablaufen, ordnete diese aber als Reflexe ein.

Reflexe sind ungelernte, unwillkürliche und automatische Reaktionen auf bestimmte innere oder äußere Reize. Die Reaktion zwischen Sinnesorgan, Zentralnervensystem und Erfolgsorgan wird über vorgegebene Bahnen, den Reflexbogen, gesteuert. Die Antwort auf den Reiz liegt daher fest und muss nicht erst durch eine Entscheidung vom Gehirn aus gefunden werden.

Die Steuerzentrale im Bauch

Die Besonderheit des „Bauchhirns" liegt darin, dass es unabhängig vom Kopfgehirn weitreichendere Entscheidungen als einen Reflex bestimmen kann. Das „Bauchhirn" wird auch als enterisches Nervensystem bezeichnet. Es handelt sich dabei um ein Netzwerk von Nervenzellen, die sich in den Wänden von Speiseröhre, Magen und Darm befinden. Es reguliert nicht nur die Verdauungsgänge, es produziert auch Botenstoffe wie Serotonin und reagiert auf Psycho-Drogen. Ohne auf Befehle vom Gehirn zu warten, arbeitet es selbstständig. Übrigens empfängt das „Bauchhirn" weniger Signale vom Kopfhirn, als es selbst dorthin sendet. Das „Bauchhirn" denkt, fühlt und erinnert sich. So gibt es wirklich die Entscheidung aus dem Bauch heraus, und es ist nicht falsch, sich auf seinen Bauch zu verlassen.

Aus mehr als 100 Millionen Nervenzellen besteht das „Bauchhirn" und ist viel komplexer als das Nervensystem des Rückenmarks. Es teilt sich in zwei große Nervengeflechte auf: den Plexus myentericus, auch Auerbach-Plexus genannt, und den Plexus submucosa, nach seinem Entdecker auch Meißner-Plexus benannt. Der Plexus Meißner reguliert die Abgabe von Verdauungssekreten und der Plexus Auerbach die wellenartige Bewegung des Magen-Darm-Traktes.

Das Bauchhirn: kein Hirngespinst

Das Wissen um das „Bauchhirn" ist für Reizdarm-Patienten ein großer Fortschritt. Auch wenn der Krankheitsmechanismus im Detail noch nicht geklärt ist, so können die Betroffenen insoweit beruhigt sein, sich die Krankheit nicht einzubilden.
So viel weiß man, Reizdarm-Patienten haben ein „Bauchhirn", das verlernt hat, richtig zu reagieren, oder das besonders sensibel ist.

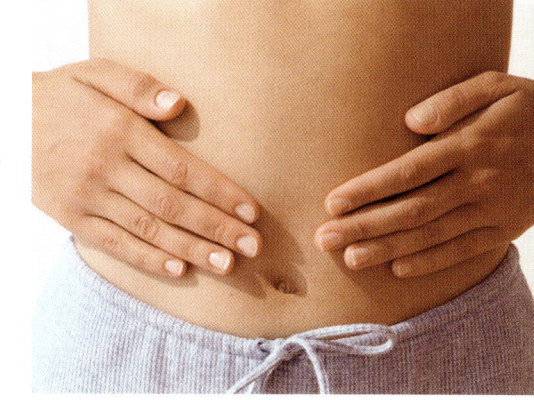

Da das „Bauchhirn" auf bestimmte Nahrungsmittel oder auch Ess- und Lebensgewohnheiten sehr komplex reagiert und diese Mechanismen nicht in allen Einzelheiten bekannt sind, ist es sinnvoll, nach diesen Lebensmitteln zu suchen und seine Ess- und Lebensgewohnheiten zu überprüfen. Essgewohnheiten, auf die der Magen-Darm-Trakt mit Durchfall, Verstopfung und schmerzhaften Blähungen reagiert, sollte man dann umstellen.

Richtig essen beim Reizdarm-Syndrom

Richtig essen beim Reizdarm-Syndrom

Viele Patienten berichten, dass ein verändertes Essverhalten das Auftreten der Reizdarm-Symptome gelindert hat. Aufgrund ihrer Aussagen und Erfahrungswerte finden Sie in diesem Buch wertvolle Hinweise, wie auch Sie über ein verändertes Essverhalten die Symptome des Reizdarms lindern können, ohne jedoch von der Krankheit geheilt zu werden.

Der richtige Weg, mit den Reizdarm-Symptomen umzugehen, ist nicht das Einhalten einer starren Diät, sondern ein stetiges Ändern des Essverhaltens in bestimmten Situationen. Es gibt keinen Königsweg, jeder Patient muss seine eigene, für ihn beste Lösung finden. Dieses Buch gibt viele Hilfestellungen, die Ihnen zeigen, wie man sein Essverhalten sinnvoll umstellen kann.

Ihr Essverhalten auf dem Prüfstand

Als Erstes sollten Sie sich mit folgender Frage beschäftigen: Was für ein Esstyp sind Sie eigentlich? Zu einigen typischen Esssituationen stellen wir Ihnen Fragen, die Sie sich ehrlich beantworten sollten. So erfahren Sie schon mal etwas zu Ihrem jetzigen Essverhalten. In Zukunft werden Sie nicht alles perfekt machen, aber Sie finden dann viel schneller heraus, ob vielleicht auch das falsche Essverhalten einen Einfluss auf die Symptome des Reizdarm-Syndroms hat.

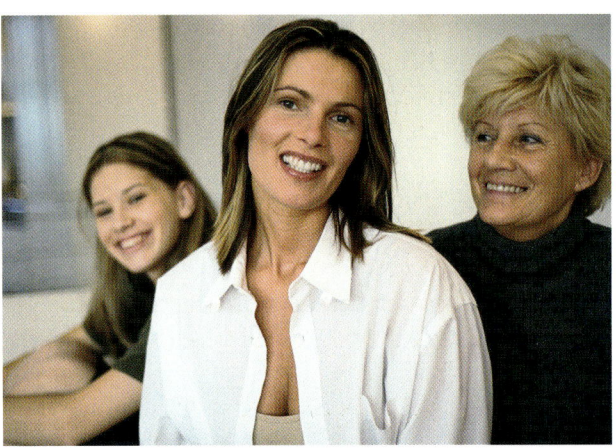

Am Morgen
- „Morgens habe ich Stress, da kann ich nicht richtig essen. Ich trinke eine Tasse Kaffee und esse höchstens im Stehen ein Schnitte Brot."
- „Frühstücken ist mir total wichtig. Da schlemme ich richtig. Frühstücksei, Brötchen mit Honig, Käse oder anderem leckeren Aufschnitt sind mir wichtig."
- „Ein Müsli mit viel frischem Obst esse ich gerne. Dazu ein Multivitaminsaft. Das ist gesund."

Mögliche Beurteilung: Bei der ersten Variante ist allen klar, dass dies ungesund sein muss. Bei der zweiten Variante denken vielleicht viele „typisch deutsches Frühstücksverhalten". Die dritte Variante scheint vorbildlich zu sein. Sie vermuten, dass dies das erklärte Ziel sei. Falsch gedacht. Das perfekte Frühstücksverhalten gibt es nicht!

Lösung: Für jeden ist etwas anderes gut und das kann nur jeder für sich selbst herausbekommen. Viele, die auf dem richtigen Weg sind, stellen zusätzlich fest, dass es für sie nicht nur ein ausgezeichnetes Frühstücksverhalten gibt, sondern je nach Situation ein anderes Verhalten richtig ist.

Von anderen lernen: Immer dann, wenn Elisabeth schon merkt, dass sie in eine Stresssituation gerät und ihr Darm vermutlich wieder verrücktspielen wird, verändert sie vorsorglich ihr Frühstücksverhalten. Sie hat festgestellt, dass ihr dann ein Haferschleimbrei am Morgen hilft. Peter kann morgens nichts Festes zu sich nehmen, auf seinen persönlichen Aufputscher, einen magenfreundlichen Kaffee, verzichtet er aber nur ungern. Auch er hat sein persönliches Rezept, das er bei den ersten Anzeichen der Symptome des Reizdarm-Syndroms anwendet. Statt der morgens üblichen Tasse Kaffee trinkt er magenfreundlichen Kräutertee. Beiden geht es bei sehr unterschiedlichen Essgewohnheiten besser.

Tipps fürs richtige Frühstücken
- Das Frühstück möglichst nicht ausfallen lassen. Ein Joghurt oder eine Scheibe Brot ist in der Regel besser als nichts.
- Bewusst frühstücken: Setzen Sie sich hin und nehmen Sie sich etwas Zeit. Während der Autofahrt zur Arbeit oder im Stehen vor dem Kühlschrank sollte nicht gegessen werden. Hastiges Essen birgt die Gefahr, dass Luft mitgeschluckt wird, und dies führt zu einem erhöhten Gasvolumen im Darm, das dann Beschwerden auslösen kann.
- Konzentrieren Sie sich aufs Frühstücken. Dabei sollten Sie möglichst nicht die Zeitung lesen oder den Einkaufszettel schreiben.

Am Mittag
- Das Mittagessen fällt aus. Denn alleine essen macht mir keinen Spaß.
- Mittags esse ich in der Kantine immer nur eine Kleinigkeit und meistens etwas Kaltes.
- Das Mittagessen ist für mich die wichtigste Mahlzeit am Tag. Ich esse eigentlich immer ein warmes Hauptgericht und einen Nachtisch.

Mögliche Beurteilung: „Ohne Mittagessen, das muss ungesund sein", ist eine weitverbreitete Meinung. Auch kaltes Essen oder große Mahlzeiten werden gerne verurteilt.

Lösung: Sie können es sich vermutlich schon denken, dass eine Pauschalverurteilung schon wieder falsch ist. Erst ein Blick auf das gesamte Essverhalten erlaubt eine Beurteilung.

Von anderen lernen: Monika hat festgestellt, dass es ihr ohne Mittagessen nicht gut geht. Da ihre Kinder aus dem Haus sind und ihr Mann erst abends nach Hause kommt, sie jedoch nicht gerne alleine isst, hat sie sich in der Nachbarschaft mit anderen Frauen, denen es ähnlich geht, zusammengetan. Sie haben zu dritt eine Mittag-Gemeinschaft gegründet. Mit dem Kochen wechseln sie sich ab und so macht ihnen das Kochen und Essen mehr Spaß.

Tipps fürs richtige Essverhalten am Mittag
- Es muss mittags nicht warm gegessen werden und es muss auch nicht die Hauptmahlzeit am Tag sein. Es ist jedoch wichtig, dass Sie über den Tag verteilt fünf Mahlzeiten essen.
- Essen Sie bewusst zu Mittag. Dazu gehört, dass Sie möglichst nicht am Arbeitsplatz essen, denn dort lassen Sie sich zu schnell von anderen Dingen ablenken.
- Wenn es sich einrichten lässt, sollten Sie möglichst in Gesellschaft mit anderen essen. Das lenkt von den Alltagssorgen ab und lässt Sie bewusster genießen.

Am Abend
- Abends schlage ich richtig zu. Tagsüber komme ich einfach nicht zum Essen.
- Nach 18 Uhr esse ich grundsätzlich nichts mehr. Ansonsten werde ich zu dick und bin dann auch einfach nur noch müde.
- Abends esse ich unregelmäßig. Je nachdem wie stressig der Tag war bzw. was noch am Abend anliegt.

Beurteilung: Das hört sich zwar alles nicht sehr gesund an. Jedoch ist dies für die eine oder andere Person vielleicht doch das Richtige. Wer nur abends die nötige Ruhe zum Essen findet, sollte ohne schlechtes Gewissen erst dann richtig essen. Genauso sollte man den anderen, die die Erfahrung gemacht haben, dass das späte Essen dick macht, erlauben, abends nichts mehr zu essen.

Von anderen lernen: Jana kann es sich aufgrund ihres Jobs nicht anders einrichten: Sie isst abends stets die Hauptmahlzeit. Oft hat ihr Freund gekocht, jedoch schafft er es nicht immer. Jana hat festgestellt, dass ihr dann auch zwei bis drei Schnitten Brot reichen. Die Pizza vom Pizzaservice, Pommes frites oder andere Fast-Food-Gerichte verträgt sie abends nicht mehr. Auch wenn sie bevorzugt warm isst, wenn sie nur diese Alternative hat, dann sind ihr die belegten Brote auf jeden Fall lieber.

Tipps fürs richtige Essverhalten am Abend
- Falls Ihnen tagsüber die Ruhe zum Essen fehlt, spricht nichts dagegen, die Hauptmahlzeit auf den Abend zu legen.
- Das Abendessen sollte in Ruhe genossen werden. Schalten Sie dabei den Fernseher ab und reden Sie nicht über belastenden Alltagsstress.
- Zu fettes Essen wird von den meisten Menschen am Abend nicht mehr vertragen. Entscheiden Sie sich für leichte Gerichte, dabei spielt es eine untergeordnete Rolle, ob sie warm oder kalt sind.

Ein Ernährungstagebuch führen

Für Ernährungsberaterinnen sind die geschilderten Beispiele unterschiedlichen Essverhaltens Alltag, doch für den Laien mögen sie verwirrend klingen. Das war auch Sinn der Sache, denn jetzt sollen Sie erst einmal die allgemeinen, sicherlich gut gemeinten Ratschläge, mit denen Sie Fachleute, Freunde und Bekannte überschütten oder die Sie in Zeitschriften überall finden, vergessen.

Hinsichtlich Ihres Essverhaltens müssen Sie sich selbst vertrauen oder sich an eine Ernährungsberatung wenden. Das Allerwichtigste, damit Ihnen geholfen werden kann, ist: Sie müssen Ihr Essverhalten gut kennen. Und da es so gut wie unmöglich ist, sich lückenlos daran zu erinnern, was man allein am vorausgegangenen Tag gegessen hat, ist es unumgänglich, ein Ernährungstagebuch zu führen. Damit dies überhaupt auswertbar ist, sollten Sie folgende Punkte beachten:

- Nur ein Tagebuch, das mindestens eine Woche lang geführt wird, ist auswertbar. Je genauer Sie Ihr Essverhalten notieren, umso besser.
- Es ist auch nur wenig sinnvoll, das Tagebuch erst abends auszufüllen. Es ist zwar mühsam, aber viel effektiver, sofort nach dem Essen festzuhalten, was man gegessen und getrunken hat.
- Notieren Sie jede noch so kleine Mahlzeit: Es reicht nicht aus, wenn Sie nur das Essen der drei klassischen Hauptmahlzeiten festhalten. Alles, was Sie zwischendurch gegessen haben, sollten Sie notieren.
- Getränke sind ebenfalls Lebensmittel und müssen auch aufgeschrieben werden.
- Da die Symptome des Reizdarm-Syndroms sicherlich nicht alleine von der Ernährungsweise abhängen, sondern auch stark von der Psyche beeinflusst werden, sollten Sie auch zusätzlich Ihre Stimmung notieren.

Ein Ernährungstagebuch führen

Das Ganze hört sich nach einer Menge Arbeit an. Unbestritten ist jedoch: Die Mühe lohnt sich, denn das Führen eines Tagebuchs bringt Ihnen viele Vorteile.

- Ihnen wird erst jetzt richtig bewusst, was Sie täglich essen.
- Manches Essverhalten ist so stark zur Gewohnheit geworden, dass Ihnen gar nicht bewusst ist, dass Sie mit dem einen oder anderen Essverhalten die Schmerzen bzw. Symptome auslösen können.
- Ohne das Führen eines Ernährungstagebuches ist eine individuelle, auf Sie abgestimmte Ernährungsberatung gar nicht möglich.
- Allgemeine Aussagen nützen Ihnen und anderen an Reizdarm leidenden Patienten nur wenig, da die Ursachen für die Symptome individuell sehr verschieden sind.
- Mithilfe des vorliegenden Buches werden Sie selbst Ihr Ernährungstagebuch kritisch prüfen können und in der Lage sein, Ihr Essverhalten positiv zu beeinflussen.
- Fehlt Ihnen jedoch der Antrieb oder die Disziplin, selbst aktiv zu werden, dann können Sie mit Ihrem Tagebuch eine Ernährungsberaterin aufsuchen, die mithilfe Ihrer Eintragungen eine sehr individuelle Beratung durchführen kann.

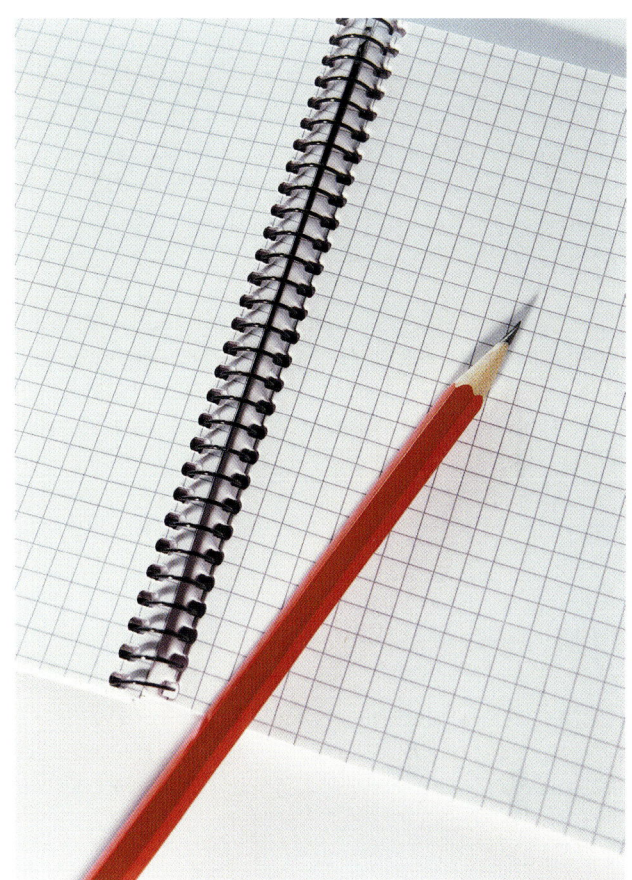

Ernährungstagebuch als Kopiervorlage

Tag:	Stimmung
Frühstück	
Zwischendurch	
Mittagessen	
Zwischendurch	
Abendessen	
Zwischendurch	
Allgemeines	
Symptome	

Beispiel für ein gut protokolliertes Ernährungstagebuch

Tag: Freitag, 20.04.2007	Stimmung
Frühstück	o.k.
2 Tassen Kaffee mit viel Vollmilch	
2 Scheiben Toastbrot mit Butter/eins mit Marmelade/eins mit Käse	
Zwischendurch	geht so, viel bei der Arbeit zu tun
1 Fruchtjoghurt	
2 Gläser Mineralwasser mit Kohlensäure	
Mittagessen	gut, hatte in der Kantine eine nette Mittagsrunde
Gemüseauflauf, wirkte nicht sehr fettig	
1 große Tasse Cappuccino	
Zwischendurch	Lust auf etwas Süßes
2 Riegel Haselnuss-Vollmilch-Schokolade	
1 Birne	
1 Kanne schwarzen Tee (1 l)	
Abendessen	traurig, musste allein essen
2 Gläser Mineralwasser mit Kohlensäure	
2 Scheiben Vollkornbrot mit Butter/Käse/Salami	
2 Tomaten mit Kräutersalz	
Zwischendurch	traurig
2 Gläser Rotwein	

Allgemeines
Fühle mich ausgeglichen

Symptome
Bis zum Mittagessen Drang, auf die Toilette zu müssen. Erst bei der Arbeit Stuhlgang.

Gesunde Ernährung: Was heißt das für mich?

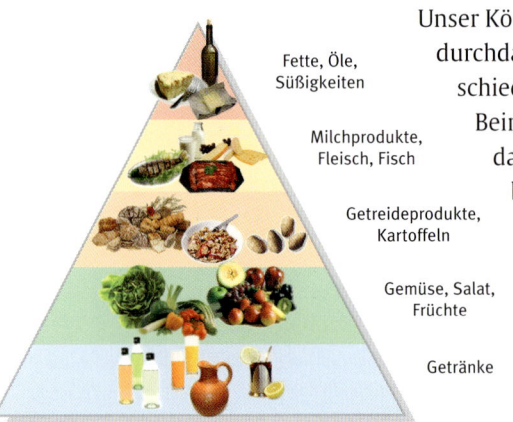

Unser Körper fordert eine wohldurchdachte Vielfalt unterschiedlicher Lebensmittel. Beim Thema Essen ist es daher nicht sinnvoll, ein bestimmtes Lebensmittel isoliert zu betrachten, das für sich genommen vielleicht als gesund gilt. Es kommt nämlich auf die richtige Mischung an!

Es gibt ein paar Grundregeln, die zu beachten sind. Trotzdem bleibt genügend Platz für Abwechslung und Vorlieben. Die Ernährungspyramide verdeutlicht diese Grundregeln, worauf es bei der Auswahl von Lebensmitteln ankommt. Das Gute dabei: Nichts ist verboten – allein die Menge ist entscheidend. Als Faustregel gilt: Je größer das dargestellte Lebensmittelsegment, umso häufiger und reichlicher dürfen Sie zugreifen.

Unten findet man die Lebensmittel, die das Fundament einer gesunden Ernährung bilden, und die anderen Lebensmittel aus den verschiedenen Gruppen sorgen dafür, dass die Ernährung ausgewogen ist.

Reichlich trinken!

Pro Tag sollten Sie mindestens 1,5 bis 2 Liter trinken und dabei nicht warten, bis sich der Durst einstellt, denn dies ist schon ein Alarmzeichen, dass dem Organismus Wasser fehlt. Der beste Durstlöscher ist Wasser. Ob Leitungswasser oder aus der Flasche – es versorgt uns ganz ohne Kalorien mit Flüssigkeit. Wem auf Dauer Wasser zu langweilig ist, kann mit Tees und stark verdünnten Saftschorlen für Abwechslung sorgen.

Wichtig für den Diarrhö-Typ
- Trinken Sie auf keinen Fall weniger, weil Sie denken, dass so der Durchfall aufhören müsste.
- Gerade Menschen, die unter Durchfall leiden, haben einen höheren Wasserbedarf als Gesunde, da sie über den Stuhl mehr Wasser ausscheiden.
- Bohnenkaffee und schwarzer Tee regen die Darmperistaltik an. Um den Wasserhaushalt des Körpers in ein Gleichgewicht zu bringen, eignen sie sich nicht.
- Bevorzugen Sie stille und kohlensäurereduzierte Mineralwässer.

- Auch Saftschorlen können viele Reizdarm-Patienten nicht vertragen. Frucht- und Kohlensäure im Gemisch lösen bei vielen ein unangenehmes Druckgefühl aus.
- Trinken Sie weder zu kalte noch zu heiße Getränke. Zimmerwarm oder lauwarm ist optimal.

Wichtig für den Obstipations-Typ
- Verstopfung kann auch einen Flüssigkeitsmangel als Ursache haben. Achten Sie darauf, möglichst viel zu trinken. Stellen Sie sich jeden Morgen zwei Flaschen Mineralwasser sichtbar z.B. auf Ihren Arbeitstisch und trinken Sie diese über den Tag leer.
- Wenn Sie bewusst die Ballaststoffmenge in Ihrer Ernährung erhöhen, müssen Sie parallel dazu auf jeden Fall auch die Trinkmenge steigern. Zu viel trinken können Sie gar nicht.
- Auf nüchternen Magen ein Glas kaltes Wasser zu trinken, hilft manchen beim morgendlichen Toilettengang.

Reichlich trinken!

MEHR WISSEN

Zusammengefasst:

- Bohnenkaffee, schwarzer und grüner Tee, Milch, Frucht- und Gemüsesäfte sind nicht die richtigen Durstlöscher.
- Alkoholische Getränke, wie z. B. das kühle Bier im Hochsommer, mögen zwar das Durstgefühl stillen, sind aber für den Körper keine gesunden Durstlöscher.
- Kohlensäurehaltige Getränke werden auch von einigen Reizdarm-Patienten nicht vertragen, diese deshalb vorsichtig genießen.
- Süßstoffhaltige Limonaden oder Saftgetränke sind zwar kalorienfrei bzw. kalorienarm, enthalten aber künstliche Süßstoffe, wie Saccharin, Cyclamat, Acesulfam K oder Aspartam. Diese werden von vielen Reizdarm-Patienten nicht vertragen.
- Die idealen Getränke sind kalorienarm bzw. kalorienfrei. Stilles Wasser oder kohlensäurearmes Wasser sowie Früchte- und Kräutertees werden gut vertragen.
- Auch der fast in Vergessenheit geratene Malzkaffee ist neben Früchte- und Kräutertee ein ausgezeichneter Durstlöscher (Ausnahme: Glutenunverträglichkeit, siehe Seite 33).

So trinken Sie 2 Liter am Tag!

Morgens	1 Tasse Kaffee,	
	1 Glas Orangensaft	350 ml
Zwischendurch	1 Glas Saftschorle,	
	1 Glas Mineralwasser	400 ml
Zum Mittagessen	1 Glas Mineralwasser	200 ml
Zwischendurch	1 Glas Saftschorle	200 ml
Nachmittags	1 große Tasse Milchkaffee	250 ml
Zum Abendessen	2 Tassen Tee	300 ml
Später	2 Gläser Mineralwasser	400 ml
	Summe	**2100 ml**

Alkohol – nein, danke!

Viele Patienten fragen immer wieder, ob sie nun ganz auf Alkohol verzichten müssen. Die Antwort ist kein striktes „Nein". Jedoch sollten Sie gewissenhaft darauf achten, ob Sie alkoholische Getränke vertragen. Dabei ist Folgendes zu beachten:

- Auf die Menge kommt es an. 1 bis 2 Gläser Wein oder Bier werden meist vertragen.
- Alkohol trinken sollte nicht zur täglichen Gewohnheit werden.
- Es stimmt nicht, dass Bier schlechter als Wein vertragen wird.
- Alkohol wirkt harntreibend. Es handelt sich daher auf keinen Fall um ein Getränk, das den Flüssigkeitsbedarf decken kann, im Gegenteil. Trinken Sie daher zum Wein stets Wasser.
- Alkohol regt die Darmperistaltik an, dies sollte dem Diarrhö-Typ bewusst sein.

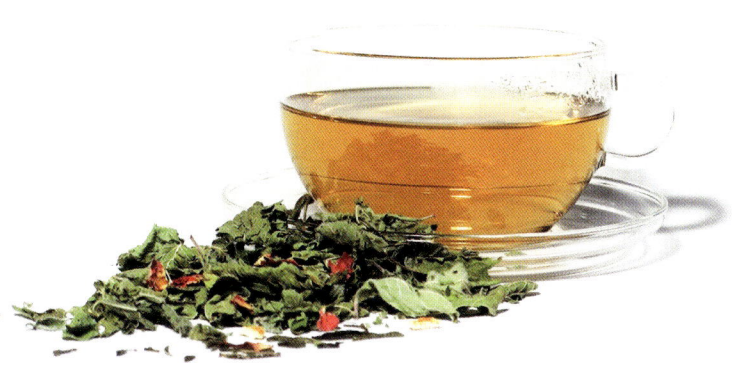

Obst und Gemüse

Die Grundlage für eine gesunde Ernährung: Fünfmal am Tag eine Portion Obst oder Gemüse. Egal ob frisch geerntet, tiefgefroren, gekocht oder als Saft: Insgesamt etwa 500 bis 800 Gramm sollten es sein. Hört sich schwer an, ist aber ganz leicht. Suchen Sie sich dafür Ihre Lieblingsfrüchte und Ihr liebstes Gemüse aus: Essen Sie pro Tag mindestens zwei Stück Obst. Sie können schon zum Frühstück einen Apfel oder eine Banane ins Müsli schnippeln. Bleiben noch drei Portionen Gemüse am Tag. Bereichern Sie Ihre Mahlzeiten durch eine üppige Gemüsebeilage, einen Salat oder eine Rohkost. Oder kochen Sie doch mal ein vegetarisches Hauptgericht!

Gemüse: mehr als nur Vitaminspritze

Gemüse ist von Natur aus äußerst energiearm und enthält sehr viele Vitamine und Mineralstoffe. Sein Anteil an sekundären Pflanzenstoffen und sein Ballaststoffgehalt sind für eine gesunde Ernährung von besonderer Bedeutung, doch lösen die beiden letzten Stoffgruppen bei manchen Reizdarm-Patienten Probleme aus. So sind es die schwefelhaltigen sekundären Pflanzenstoffe in der Zwiebel, die Blähungen auslösen, und die vielen unlöslichen Ballaststoffe in Erbsen, die so manches Tönchen erzeugen.

Wichtig für den Diarrhö-Typ

- Gedünstetes Gemüse wird meist besser vertragen als rohes.
- Spinat und Mangold können problemlos verzehrt werden.
- Auch Möhren, Kohlrabi, Zucchini, Fenchel, Blumenkohl und Brokkoli werden von den meisten problemlos vertragen.
- Essen Sie zwei- bis dreimal am Tag Gemüse, schnelle Alternativen sind z. B. ein Brot mit Tomate belegt oder ein Salat zum Abendbrot.

Wichtig für den Obstipations-Typ

- Getrocknete Hülsenfrüchte sind besonders ballaststoffreich und können einen leichteren Stuhlabgang unterstützen. Jedoch lösen sie bei vielen Blähungen aus.
- Essen Sie zwei- bis dreimal am Tag Gemüse, z. B. Rohkost oder Gemüseeintopf.

MEHR WISSEN

Blähendes Gemüse besser meiden

Da Blähungen oft ein Problem darstellen, wird Gemüse vielfach zu Unrecht gemieden. Sie finden eine Liste, welche Gemüsearten bei besonders vielen Menschen Blähungen hervorrufen.

Gemüse, das Blähungen auslöst
Zwiebeln, Lauch
Hülsenfrüchte, insbesondere weiße Bohnen und Tellerlinsen
Kohl, insbesondere als Salat
Paprika, insbesondere roh
Schnittlauch, Knoblauch, Bärlauch

Gemüse, das gut vertragen wird
Möhren, Zucchini, Aubergine
Gemüsefenchel
Tomate
Spinat und Mangold
Blumenkohl, Brokkoli, Kohlrabi

Obst: Gesundes Naschen

Obst gehört wie Gemüse täglich auf den Speiseplan, denn es enthält ebenfalls viele Vitamine, Mineralstoffe, sekundäre Pflanzenstoffe und Ballaststoffe. Obst enthält Zucker und ist daher zwar nicht ganz so energiearm wie Gemüse, aber dennoch keine Kalorienbombe. Und im Vergleich zu anderen süß schmeckenden Lebensmitteln ist Obst fettfrei und energiearm.

Wichtig für den Diarrhö-Typ

- Bananen stopfen und können bei Durchfall helfen.
- Auch wenn die meisten Vitamine direkt unter der Schale liegen, kann es sinnvoll sein, Äpfel und Birnen zu schälen. Frisch geriebener Apfel hat eine stopfende Wirkung.
- Pflaumen und Kirschen werden meist schlecht vertragen.
- Heidelbeeren, Himbeeren und Brombeeren werden in kleinen Mengen meist sehr gut vertragen.
- Auch exotische Früchte wie Kiwi, Mango und Ananas machen den meisten Patienten keine Probleme.

Wichtig für den Obstipations-Typ

- Trockenobst wie Pflaumen, Aprikosen, Rosinen können eine darmregulierende Wirkung haben.
- Auf Bananen sollten Sie eventuell verzichten, ansonsten verträgt der Obstipations-Typ das meiste Obst.

Unreifes Obst und Trockenobst können ebenfalls Blähungen verursachen. Wer rohes Obst isst und dazu Wasser trinkt, muss unter Umständen mit Bauchschmerzen und Blähungen rechnen.

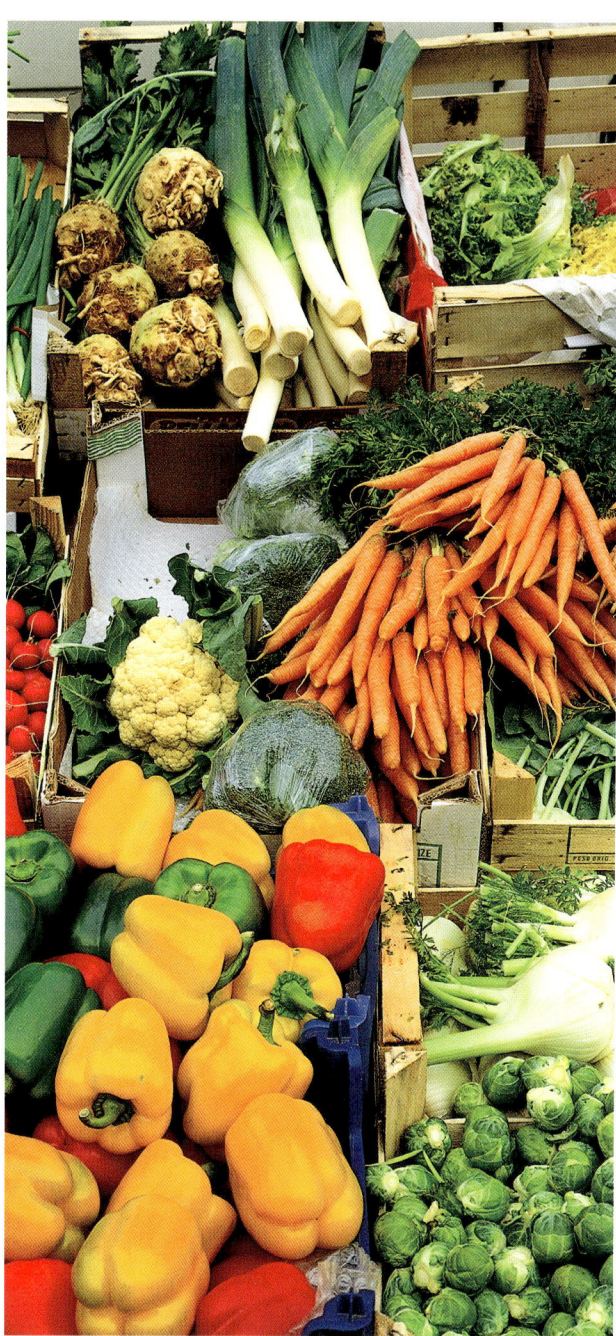

Fruktosemalabsorption – noch wenig bekannt

30 bis 40 Prozent der mitteleuropäischen Bevölkerung haben eine solche Fruktosemalabsorption bzw. intestinale Fruktoseintoleranz, und sie kommt bei Reizdarmpatienten häufiger als bei Gesunden vor. Bei der Störung wird Fruktose nur unzureichend oder gar nicht durch die Dünndarmwand aufgenommen. Auf die restliche stürzen sich die Bakterien und bauen sie zu Gasen und kurzkettigen Fettsäuren ab. Die Folge: Blähungen, Darmgeräusche, Durchfall und kolikartige Schmerzen. Eine Fruktosemalabsorption kann sowohl vorübergehend als auch lebenslang zu Beschwerden führen. Sie darf nicht mit der hereditären Fruktoseintoleranz verwechselt werden, die sehr schwer verläuft und schon im Säuglingsalter behandelt werden muss.

Atemtest gibt Aufschluss

Ob Sie an Fruktosemalabsorption leiden, lässt sich durch eine Atemgasanalyse feststellen. Sie bekommen 50 g Fruchtzucker auf nüchternen Magen, danach wird die Wasserstoffkonzentration in Ihrem Atem gemessen. Die im Dickdarm entstehenden Gase werden auch über die Lunge abgeatmet.

Zucker in kleinen Mengen ist okay

Wichtig ist zu wissen, dass auch Haushaltszucker zwar zu 50 Prozent aus Fruktose besteht, aber keine Beschwerden verursacht. Da Fruktose und Glukose (Einfachzucker) als Zweifachzucker vorliegen, funktioniert die Resorption aus dem Darm, und Sie haben keine Beschwerden. Es kann auch helfen, zu einer fruchtzuckerhaltigen Speise zusätzlich Glukose (Traubenzucker) zu essen. Süßen Sie Ihren Obstsalat anstatt mit Honig mit Traubenzucker.
Achtung: Zucker bzw. zuckerhaltige Süßigkeiten in großen Mengen können hingegen Symptome auslösen.

> **MEHR WISSEN**
>
> #### Vorsicht bei Bonbons ohne Zucker
>
> Werfen Sie einen Blick auf die Zutatenliste und meiden Sie Lebensmittel mit Zuckeraustauschstoffen. Lebensmittel mit einem Zusatz von Fruktose oder Sorbit (E 420), Mannit (E 421), Isomalt (E 953), Maltit (E 965) und Xylit (E 967) vertragen Betroffene meist auch sehr schlecht. Es handelt sich dabei in der Regel um Diät- und Diabetiker-Produkte, zuckerfreie Lutschbonbons und Kaugummis.

Fruktosefallen erkennen

Steht die Diagnose Fruktosemalabsorption fest, müssen Sie nicht völlig auf Fruktose verzichten, da es sich nicht um eine Allergie handelt. Fruktose kommt vor allem im Obst vor. In geringen Mengen ist sie auch in manchen Gemüsesorten enthalten. Entscheidend ist nicht nur die absolute Fruktosemenge in Obst, sondern auch das Verhältnis von Fruktose zu Glukose. Bei Obstsorten mit einem Verhältnis von 1 : < 0,5 kommt es häufig zu Unverträglichkeiten. Zum Ausgleich kann man Glukose zu diesen Obstsorten essen. Doch das sind leere und unnötige Kalorien, sodass eigentlich der Verzicht auf diese Obstsorten die gesündere Alternative ist.
Fruchtsäfte werden meist noch schlechter vertragen als Obst mit einem ungünstigen Fruktose-Glukose-Verhältnis. Trockenobst ist eine regelrechte Fruktosebombe. Honig, Birnen- und Apfeldicksaft sowie Ahornsirup liefern extrem viel Fruktose. Mittlerweile werden auch viele Softdrinks mit Fruktosesirup gesüßt – achten Sie auf das Etikett von Eistee und Limonaden. Auch süße Weine und süßer Sekt ist problematisch!

Fruktose- und Glukosegehalt einzelner Obstsorten

Obst	Fruktosegehalt	Verhältnis Fruktose zu Glukose
Birne	6,7 g	1 : 0,3
Süßkirschen	6,1 g	1 : 1,1
Apfel	6,0 g	1 : 0,4
Banane	3,7 g	1 : 1,1
Johannisbeeren, schwarz	3,7 g	1 : 0,7
Kiwi	3,5 g	1 : 1,2
Wassermelone	3,5 g	1 : 0,5
Heidelbeeren	3,3 g	1 : 0,8
Stachelbeeren	3,3 g	1 : 0,9
Mango	2,6 g	1 : 0,4
Johannisbeeren, rot	2,6 g	1 : 0,8
Apfelsine	2,5 g	1 : 0,9
Ananas	2,4 g	1 : 0,9
Erdbeeren	2,3 g	1 : 1
Pflaume	2,0 g	1 : 1,7
Zitrone	1,4 g	1 : 1
Zuckermelone	1,3 g	1 : 1,2
Mandarine	1,3 g	1 : 1,3
Aprikose	0,9 g	1 : 1,9

Brot, Reis, Kartoffeln & Co.

Wertvolle Kohlenhydrate, B-Vitamine, Mineralstoffe und reichlich Ballaststoffe stecken in diesen Lebensmitteln. Sie bilden die Basis der drei Hauptmahlzeiten am Tag und sind ausgezeichnete Sattmacher. Naturbelassen ist ihr Verhältnis von wertvollen Nährstoffen zum Energiegehalt optimal.

Wichtig für den Diarrhö-Typ

Bitte achten Sie darauf, ob der Anteil der Ballaststoffe für Sie nicht zu hoch liegt. Patienten klagen immer wieder, dass sie selbst nur wenig geschrotetes Vollkornbrot nicht vertragen. Essen Sie ballaststoffreiche Lebensmittel ganz bewusst. Grob geschrotetes Vollkornbrot wird meist schlechter vertragen als fein geschrotetes Vollkornbrot wie z. B. ein Grahambrot.

- Falls Sie meinen, auch auf Vollkorntoast, Knäckebrot oder Grahambrot zu reagieren, sollten Sie auf Misch- und Weißbrot umsteigen. Wenn Sie beschwerdefrei sind, ist dies das richtige Brot für Sie.
- Kartoffeln werden von den meisten Menschen gut vertragen.
- Parboiled Reis ist die Alternative zum Vollkornreis, falls dieser nicht vertragen wird. Er ist zwar ballaststoffarm, aber noch reich an Vitaminen.
- Vollkornnudeln vertragen die meisten Patienten gut. Jedoch ist der Ballaststoffgehalt nicht nennenswert höher als bei den meisten herkömmlichen Nudeln.
- Alternativ können Sie auch Couscous oder Hirse ausprobieren. Beides wird von den meisten gut vertragen.
- Frischkornmüsli oder auch Müsli mit einem hohen Vollkornflockenanteil gelten als eher problematisch.
- Haferflocken, zu Brei aufgekocht, werden gut vertragen.

Wichtig für den Obstipations-Typ

Ein Mangel an Ballaststoffen kann die Ursache für Verstopfung sein. Zählen Sie zu den Patienten des Obstipations-Typs, sollten Sie ganz bewusst ballaststoffreich essen.

- Weißbrot und Mischbrot sind eher ungeeignete Sorten. Sie sollten Vollkornbrot bevorzugen. Gewöhnen Sie Ihren Körper jedoch langsam an das ballaststoffreiche Brot, wenn Sie dies vorher nicht gegessen haben. Beginnen Sie mit stärker geschroteten Brotsorten und arbeiten Sie sich dann langsam zu den Broten mit ganzen Körnern vor. Wechseln Sie aber nicht zu stark zwischen den Brotsorten.
- Ein Müsli am Morgen kann Ihren Darm in Schwung bringen. Jedoch nur, wenn Sie regelmäßig Müsli zum Frühstück essen.
- Wenn Sie mehr Ballaststoffe zu sich nehmen, dann müssen Sie auch mehr trinken, denn Ballaststoffe quellen im Darmtrakt und binden Wasser. Auf 2 Liter sollten Sie kommen!

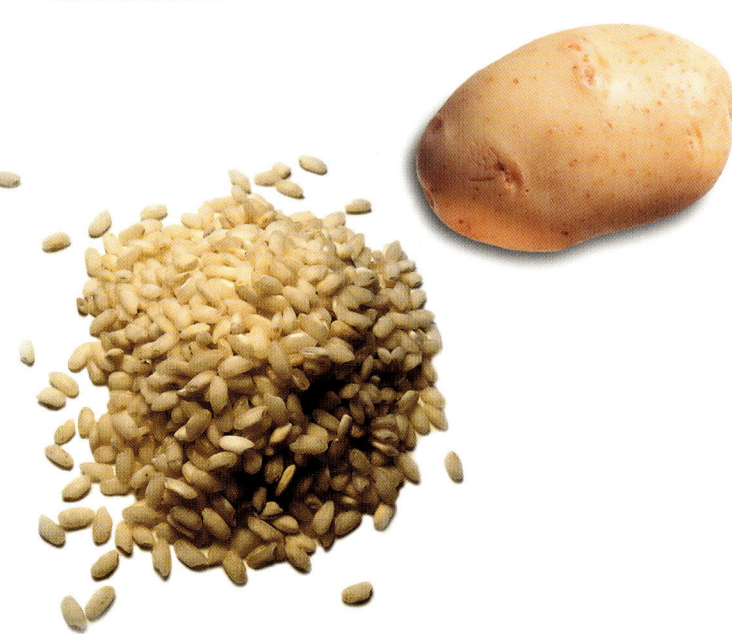

MEHR WISSEN

Glutenempfindlichkeit

Immer wieder liest und hört man, dass insbesondere Reizdarm-Patienten auf Gluten empfindlich reagieren. Gluten ist das Klebereiweiß in Getreide. Es kommt in all unseren heimischen Getreidearten wie Weizen, Roggen, Gerste, Hafer, Dinkel usw. vor. Wenn Gluten nicht vertragen wird, so handelt es sich aber in der Regel um eine eigenständige Erkrankung, die Zöliakie oder auch Sprue genannt. Sie hat zwar ähnliche Symptome wie der Reizdarm, die Erkrankung lässt sich aber eindeutig über eine Biopsie oder spezielle Antikörper im Blut nachweisen. Da die Zöliakie bzw. Sprue immer häufiger festgestellt wird und in jedem Lebensalter auftreten kann, ist es sinnvoll, bei einer Diagnose Reizdarm die Glutenunverträglichkeit diagnostisch zu überprüfen, um sie dann sicher ausschließen zu können. Lässt sich beim Reizdarm-Patienten die Glutenunverträglichkeit ausschließen, muss auch nicht glutenfrei gegessen werden.

Übrigens: Einige Patienten verwenden statt Produkten aus Weizenmehl nur noch Dinkelmehl und Grünkern. Auch wenn es sich bei allen drei Getreide um Weizenarten handelt und sie ähnlich viel Gluten enthalten, vertragen sie Letztere besser.

Milch, Joghurt und Käse

Sie liefern hochwertiges Eiweiß, B-Vitamine und viel Kalzium für feste und stabile Knochen. ¼ l Milch oder 250 g Joghurt und 2 bis 3 Scheiben Käse decken bereits den Calciumbedarf.

Wichtig für den Diarrhö-Typ
- Joghurt und auch probiotische Milchprodukte sind nicht das Allheilmittel bei Durchfall.
- Sinnvoll ist der regelmäßige Verzehr von Sauermilchprodukten – es ist jedoch nicht so, dass sie die Symptome des Reizdarms beheben können.
- Sehr fetthaltige Käseprodukte in großen Mengen werden meist ebenfalls nicht gut vertragen.

Wichtig für den Obstipations-Typ
- Ein regelmäßiger Verzehr von Sauermilchprodukten auf nüchternen Magen kann das Problem der Verstopfung lindern.
- Extrem fetthaltiger Käse, in größeren Mengen verzehrt, kann die Darmperistaltik reduzieren und so zu Verstopfungen führen. Auf den Genuss von Käsefondue, Gerichten mit viel fetter Käsesauce und Käseplatten sollten Sie daher eventuell verzichten.

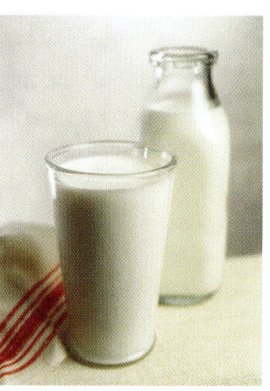

Ist Milch nicht nur für Kinder gemacht?
Immer wieder wird die Frage gestellt, ob Milch nur etwas für Kinder sei. Dabei wird gerne zitiert, dass nur Kälber Kuhmilch trinken und diese nur das für die Verdauung von Milch nötige Enzym Chymosin bilden können. Dieses Enzym zerlegt das Casein, einen Eiweißbestandteil der Milch. Es ist zwar richtig, dass das menschliche Verdauungssystem kein Chymosin produziert, jedoch hat es für Ersatz gesorgt. Es gibt ausreichend eiweißspaltende Enzyme wie Pepsin und Petidasen, um das Kuhmilcheiweiß in verwertbare Einheiten, die Aminosäuren, aufzuspalten.

Probiotische Milchprodukte

Diese Lebensmittel enthalten spezielle, lebende Mikroorganismen, die die Zusammensetzung der Darmbakterien beeinflussen. Sie werden nicht von Magensäure oder Gallensalzen angegriffen, sodass sie unversehrt in den Darmtrakt gelangen. Probiotika können sich vorübergehend dort ansiedeln und sich an die Darmschleimhaut heften. Indem sie mit krank machenden Bakterien um das Nährstoffangebot konkurrieren, unterstützen sie den Erhalt einer gesunden Darmflora.

Einige probiotische Lebensmittel sind außerdem sogenannte Prebiotika. Sie enthalten bestimmte Ballaststoffe: z. B. Inulin und Oligofruktose, die von den Enzymen im menschlichen Verdauungssystem nicht aufgebrochen werden können. So gelangen diese Stoffe unverdaut in den Dickdarm und werden dort bevorzugt von den Bifidobakterien als Nahrung genutzt. Aufgrund des optimalen Nahrungsangebots können sich diese Bakterien gut entwickeln und halten den Dickdarm gesund.

Viele Millionen Bakterien pro Tag sind nötig

Der menschliche Darm hat etwa 100 Billionen Bakterien. Um eine positive Wirkung auf die Darmflora zu haben, müssen täglich vermutlich zwischen 100 Millionen und 1 Milliarde probiotische Bakterien aufgenommen werden. Diese Bakterienstämme müssen Magen- und Gallensäure überleben, um als aktive Stoffe in den Dickdarm zu gelangen. Zudem müssen sie sich neben der vorhandenen Darmflora ansiedeln können. Bisher gibt es keine gesetzliche Vorschrift, die einen Mindestgehalt an Bakterien in den probiotischen Lebensmitteln festschreibt. Stiftung Warentest hat probiotische Milchprodukte bezüglich ihrer Keimzahl überprüft und festgestellt, dass frische Joghurts eine ausreichende Menge an Probiotika aufweisen.

Mit Ablauf des Mindesthaltbarkeitsdatums geht die Keimzahl deutlich zurück.

Probiotische Joghurts können also die Zusammensetzung der Darmbakterien bei täglichem Verzehr positiv regulieren. Inwieweit sie jedoch einem bezüglich seiner Keimzahl und Zusammensetzung gesunden Dickdarm helfen können, bleibt fraglich. Da die Darmbesiedlung mit Mikroorganismen bei Reizdarm-Patienten in der Regel in Ordnung ist, benötigen sie nicht unbedingt probiotische Produkte. Ihr Verzehr ist aber auf keinen Fall schädlich.

Herkömmliche Joghurts tun's auch

Auch herkömmliche Joghurts, regelmäßig genossen, beeinflussen die Darmbesiedlung positiv. Probiotische Joghurts sind dazu nicht unbedingt erforderlich. Gerade wenn durch die Einnahme eines Antibiotikums oder durch einen Infekt die Darmbesiedlung im Ungleichgewicht ist, können herkömmliche und probiotische Joghurts einen Beitrag zum optimalen Bakterienwachstum leisten.

MEHR WISSEN

Probiotische Medikamente

Sie essen nie gesäuerte Milchprodukte? Ihre Darmflora ist aber durch einen Infekt oder durch die Gabe von Antibiotika geschädigt? Dann können Sie auch ein probiotisches Medikament einnehmen. Eines der bekanntesten und seit Langem eingesetzten probiotischen Medikamente ist Mutaflor. Mutaflor enthält als Wirkstoff den E.coli-Nissle 1917. Die Therapie mit diesem Medikament sollte über einen längeren Zeitraum ablaufen und einschleichend begonnen werden. Nebenwirkungen sind bei vorschriftsgemäßer Anwendung unbekannt. Falls Sie ein probiotisches Medikament einnehmen möchten, sollten Sie dies vorher mit Ihrem behandelnden Arzt besprechen.

Laktoseintoleranz

Für die Mehrzahl der Reizdarm-Patienten sind Milch und Milchprodukte bekömmliche Lebensmittel. Doch bei einigen Patienten verstärkt der Genuss allerdings die typischen Reizdarm-Symptome wie Durchfall, Blähungen und Bauchkrämpfe.

Etwa 15 Prozent der Deutschen leiden an einer Laktoseintoleranz. Laktose ist die lateinische Bezeichnung für Milchzucker. Dementsprechend ist Laktoseintoleranz eine Unverträglichkeit von Milchzucker, die aufgrund eines Mangels des Enzyms Laktase entsteht.

Welche Auswirkungen hat der Enzymmangel?

Laktose ist ein Zweifachzucker, der normalerweise bei der Verdauung im Dünndarm in seine Bestandteile, die Einfachzucker Glukose und Galaktose, aufgespalten wird und so über die Darmwand in die Blutbahn aufgenommen werden kann. Dafür wird das Enzym Laktase benötigt. Fehlt es ganz oder teilweise, kann die Laktose nicht ins Blut aufgenommen werden und verbleibt im Darm. Gelangt die unverdaute Laktose in tiefere Darmabschnitte, wird sie dort von Dickdarmbakterien zu kurzkettigen Fettsäuren und Gasen vergoren. Die Folge können Blähungen, Durchfälle und Bauchkrämpfe sein.

Wie es zum Laktasemangel kommt

Ein Laktasemangel kann unterschiedliche Ursachen haben. Zum einen kann er angeboren sein und zum anderen kann er eine Folgeerscheinung von anderen Erkrankungen des Magen-Darm-Traktes sein. Besonders häufig tritt er bei Zöliakiepatienten oder Morbus-Crohn-Patienten auf, aber auch Reizdarm-Patienten leiden häufiger unter einem Laktasemangel.

Kleine Mengen werden oft gut vertragen

Da die meisten Betroffenen nur unter einem relativen Laktasemangel – und nicht unter einem absoluten Laktasemangel – leiden, vertragen sie kleine Mengen Laktose meist problemlos. Sie bleiben bei einer laktosearmen Kost (8 bis 10 Gramm Laktose pro Tag) beschwerdefrei. Nur in Einzelfällen ist eine laktosefreie Kost (maximal 1 Gramm Laktose pro Tag) notwendig.

Sauermilchprodukte enthalten neben Milchzucker eigene Bakterienstämme, die die Laktose in Milchsäure aufspalten. Daher werden Sauermilchprodukte meist sehr gut vertragen.

Reifer Käse ist für viele Betroffene gut verträglich. Es gilt die Faustregel: Je reifer, desto geringer der Laktosegehalt, weil auch hier während der Reifung die Laktose nach und nach abgebaut wird. Im Handel gibt es außerdem eine Reihe von speziellen laktosearmen oder -freien Milchprodukten. Diese haben den Vorteil, dass sie gleich viel Kalzium enthalten wie normale Milchprodukte und genauso eingesetzt werden können.

Achtung: Kalziummangel

Wer auf Milchprodukte ganz verzichten muss, ist meist schlecht mit Kalzium versorgt. Im Alter kann dies zu brüchigen Knochen führen. Um das Risiko zu minimieren, sollten Sie Kalzium-Brausetabletten einnehmen und kalziumreiches Mineralwasser trinken. Von einem kalziumreichen Mineralwasser spricht der Gesetzgeber, wenn es mehr als 150 mg/l enthält. Auf dem Markt befinden sich Mineralwässer mit einem Kalziumgehalt von bis zu 650 mg/l. Achten Sie daher auf das Etikett. Dort wird der Kalziumgehalt ausgewiesen. Der tägliche Bedarf liegt bei Frauen und Männern bei 1000 mg.

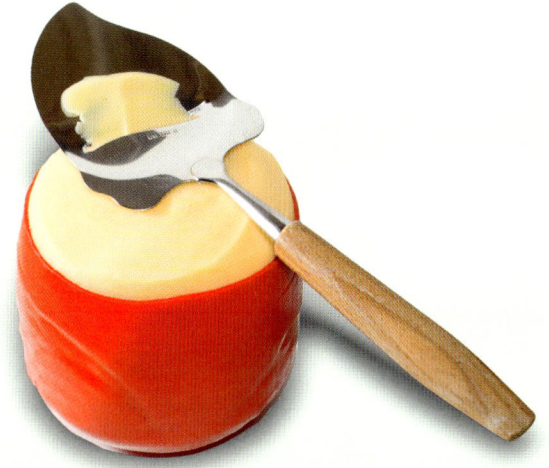

LAKTOSEINTOLERANZ

Neben Milch und Milchprodukten liefern auch Lebensmittel Laktose, die Milch als Zutat enthalten, und solche, denen Laktose während der Herstellung zugesetzt wurde. Diese **versteckte Laktose** in Süßwaren, Brot und Backwaren, Fleisch und Wurstwaren, Fertigprodukten, Süßstoffen etc. muss bei der Zusammenstellung der Kost berücksichtigt werden. Ein Blick auf die Zutatenliste hilft hier weiter. Wer selber kocht und die Zutaten der Gerichte kennt, kann Laktose relativ problemlos meiden oder einschränken. Problematischer wird es, wenn außer Haus gegessen wird. Dann kann die Einnahme laktasehaltiger Kapseln oder Kautabletten zur Mahlzeit helfen. Die Dosierung dieser Enzympräparate ist jedoch häufig schwierig abzuschätzen – wer weiß schon, wie viel Laktose in dem Essen steckt, das er bestellt hat?

Gut vertragen werden:	Nicht vertragen werden:
Joghurt	Vollmilch und fettreduzierte Milch
Sauerrahmbutter	Süßrahmbutter
reifer Käse	Vollmilchschokolade
Buttermilch	Milcheis
Dickmilch	Kaffeesahne
Kefir	Kondensmilch
saure Sahne	süße Sahne
Crème fraîche	Frischkäse
	Pudding und Saucen auf Basis von Milch- oder Magermilchpulver
	mit Magermilchpulver angereicherte Fertiggerichte

Laktosegehalt	g Laktose pro 100 g
Kuhmilch 3,5 % Fett	4,8–5,0
Dickmilch	3,7–5,3
Kefir	3,5–6,0
Buttermilch	3,5–4,0
Joghurt 1,0 bis 3,5 % Fett	3,7–5,6
Quark mager bis 40 %	2,6–4,1
Sahne (süß, sauer)	2,8–4,0
Crème fraîche	2,0–3,6
Crème double	2,6–4,5
Kaffeesahne 10 bis 15 % Fett	3,8–4,0
Kondensmilch 4 bis 10 % Fett	9,3–12,5
Butter	0,6–0,7
Milchpulver	38,0–51,5
Molke, Molkegetränke	2,0–5,2
Desserts (Fertigprodukte)	3,3–6,3
Eiscreme (Milcheis)	5,1–6,9
Milchschokolade	9,5
Schichtkäse 10 bis 50 % Fett i. Tr.	2,9–3,8
Hüttenkäse 20 % Fett i. Tr.	2,6
Frischkäse/-zubereitungen	2,0–4,0
Feta 45 % Fett i. Tr.	0,5–4,1
Brie, Camembert, Chesterkäse, Edamer, Gouda, Limburger, Mozzarella, Roquefort, Tilsiter	0,1–2,0
Bergkäse, Emmentaler, Havarti, Raclettekäse, Räucherkäse, Reibkäse, Sauermilchkäse	<0,1

Fleisch, Fisch und Eier

Fleisch, Fisch und Eier liefern hochwertiges Eiweiß und weitere wichtige Inhaltstoffe. Seefisch ist z. B. die wichtigste natürliche Jodquelle und Fleisch der wichtigste Eisenlieferant für den Menschen. Da wir aber reichlich Fleisch und Eier essen, haben wir dadurch eher Nach- als Vorteile. Zwei bis drei Portionen Fleisch pro Woche reichen aus, drei Eier pro Woche sind genug. Doch ein bis zwei Portionen Seefisch wären optimal.

Wichtig für den Diarrhö-Typ
- Eier stopfen nicht, obwohl sich dieser Mythos in vielen Köpfen hält. Essen Sie bei Durchfall nicht mehr Eier, denn diese festigen den Stuhl nicht.

Wichtig für den Obstipations-Typ
- Fleisch hat zwar einen hohen Faseranteil, doch bedeutet dies nicht, dass Fleisch ballaststoffreich ist. Fleisch enthält keine Ballaststoffe und der hohe Faseranteil verlängert eher den Verdauungsprozess. Legen Sie daher bewusst einen fleischlosen Tag pro Woche ein.

Zusammengefasst:
- Gekochtes Fleisch wie Tafelspitz oder Hühnerfrikassee wird meist besser vertragen als fettes Fleisch wie Schweinebauch und Leberkäse.
- Manchmal liegt es auch nur an der Panade, die Ihnen das Gefühl der Unverträglichkeit von Fleisch vermittelt.
- Viele Gerichte enthalten Eier als Zutat, der zusätzliche Verzehr von Eiern ist nicht erforderlich.
- Das Eiweiß von Fisch ist leichter verdaulich als das von Fleisch. Es belastet den Magen-Darm-Trakt weniger und wird daher von Reizdarm-Patienten sehr gut vertragen.
- Ob Scholle, Seelachs oder Rotbarsch, sie alle sind aufgrund ihres Jodgehaltes besonders zu empfehlen. In gedünsteter Form sind sie sehr gut verträglich.
- Fettfische sind reich an Omega-3-Fettsäuren. Unter den Fettfischen werden Hering und Lachs meist besser vertragen als Aal oder Makrele.

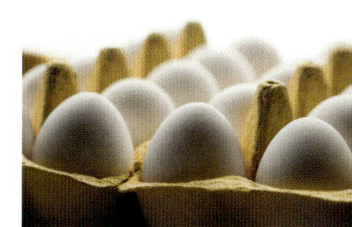

MEHR WISSEN

Histaminintoleranz

Histamin ist eigentlich ein harmloses Gewebehormon, das vor allem die Gefäße von Schleimhäuten erweitert. Nur eine Überdosis Histamin macht krank. Das kann passieren, wenn ein bestimmter Enzymdefekt vorliegt, der den Histaminabbau im Körper bremst. Woher dieser Enzymdefekt kommt, weiß man bisher nicht. Er kann angeboren sein oder wird nach bestimmten Erkrankungen erworben. Auch der Hormonhaushalt könnte eventuell eine Rolle spielen, denn zwei Drittel der Betroffenen sind Frauen in den Wechseljahren. Auch Reizdarm-Patienten leiden ebenfalls häufig unter einer Histaminintoleranz.

Woher kommt das Histamin?

Histamin produziert unser Körper selbst und wird über bestimmte Lebensmittel aufgenommen. Je länger ein Nahrungsmittel lagert bzw. reift, desto höher ist der Histamingehalt. Rotwein, Sekt, Champagner, Weizenbier, Hartkäse, Camembert, Blauschimmelkäse, Fischkonserven, geräucherte Wurstwaren, Essig oder Sauerkraut enthalten viel Histamin.
Andere Lebensmittel können die Ausschüttung von Histamin im Körper fördern: Dazu gehören Schokolade, Kakao, Zitrusfrüchte, Walnüsse, Erdbeeren und überreife Bananen. Auch Ananas, Kiwi, Papaya, Himbeeren, Birnen und Hülsenfrüchte sollten nicht auf dem Speiseplan stehen.

Pflanzenöle, Butter & Co.

Es ist nicht gesund, auf Öl, Margarine und Butter ganz zu verzichten, denn Fette enthalten lebenswichtige Omega-3-, Omega-6-Fettsäuren und Vitamin E. Sichtbare Fette wie Butter, Margarine und Öl sollten in kleinen Mengen täglich verzehrt werden. Fette verstecken sich auch in Kuchen, Wurst, Käse und Süßigkeiten.

Wichtig für den Diarrhö-Typ

- Manchmal werden spezielle Fette mit kurz- und mittelkettigen Fettsäuren empfohlen, die sogenannten MCT-Fette. Diese sind speziell für Menschen entwickelt worden, die an einem Enzymmangel (Lipase) leiden. MCT-Fette bewirken beim Reizdarm oft eine Verschlimmerung der Durchfälle.
- Hochwertige Pflanzenöle wie z. B. Rapsöl, Olivenöl oder auch Sonnenblumenöl werden meist problemlos vertragen.
- Margarine, die frei von gehärteten Fettsäuren ist, oder auch Butter (nur wenn Sie unter keiner Laktoseunverträglichkeit leiden) sollten dünn aufs Brot gestrichen werden.

Wichtig für den Obstipations-Typ

- Fette oder fetthaltige Gerichte machen den Stuhl nicht weicher.
- Sehr Fetthaltiges wie z. B. Gans oder Haxe vermindert die Peristaltik des Darms und sollte gemieden werden.

Nüsse, Mandeln, Kürbiskerne oder auch das beliebte Studentenfutter verursachen oft Blähungen. Auch wenn es sich dabei um hochwertige Fettlieferanten handelt, sollten Sie bei deren Verzehr vorsichtig sein.

Fettfallen erkennen

All das, was herrlich auf der Zunge zergeht, enthält besonders viel Fett. In Schokolade, Pralinen, Sahnekuchen und Keksen stecken selten weniger als 30 Prozent Fett. Zu den pikanten Fettfallen zählen Bratwurst, Leberwurst, Teewurst, Schweinemett, Chips, Pommes frites sowie Erdnüsse, Erdnussflips und ähnliche Knabberartikel.

Auch in Fertiggerichten steckt oft mehr Fett, als man denkt. Die neue Kennzeichnungsverordnung verlangt, dass u. a. die Fettmenge auf den Verpackungen ausgewiesen werden muss. Sie können nachlesen, wie viel g Fett auf 100 g Lebensmittel oder sogar auf eine Portion kommen. Als Faustregel gilt: Nicht mehr als 35 g verstecktes Fett am Tag essen! Auch wenn Sie es nicht glauben wollen – manch eine Cremesuppe aus der Tüte schlägt mit bis zu 15 g Fett pro Teller zu Buche. Wenn Sie dann noch einen Schokoriegel essen, Ihren 200-g-Becher Früchtejoghurt mit insgesamt 7 g Fett löffeln, dann ist die Menge an Fett schon erreicht, ohne dass Sie viel gegessen haben.

Fettes nicht verbieten!

Nie wieder Fettbomben zu essen, das klappt auch nicht, wo sie einfach so gut schmecken. Die Mengen einzuschränken, ist eine Lösung auf Dauer. Statt einer halben Tafel Schokolade reicht vielleicht auch ein Riegel. Statt jedes Wochenende eine Bratwurst oder ein Stück Fleischkäse zu essen, reicht vielleicht auch nur jedes zweite Wochenende oder auf Dauer einmal im Monat.

Wie viel Fett ist okay?

1 g Fett pro Kilogramm Körpergewicht sind optimal. Bei einem Gewicht von 65 kg sind also 65 g Fett ideal. Die Hälfte davon sollten Sie als sichtbares Fett in Form von Butter, Margarine und hochwertigem Öl essen. Das sind also etwa 15 g Butter und 2 EL Öl, die Ihnen täglich zur Verfügung stehen. Die andere Hälfte ist für verstecktes Fett reserviert. Es steckt vor allem in Käse und Wurst. Seien Sie daher sparsam mit fettem Brotbelag.

Pflanzenöle, Butter & Co.

Fettnäpfchen umschiffen!

- Öl immer abmessen und nicht schwungvoll aus der Flasche gießen.
- Küchenkrepp einsetzen. Gebratene Kartoffelpuffer, Rösti oder auch panierten Fisch oder paniertes Fleisch nach dem Braten kurz auf Küchenkrepp setzen. Es saugt überschüssiges Fett auf.
- Salatdressing mit wenig Öl zubereiten. Pro Person reicht 1 EL Öl. Der Salat muss nicht in der Sauce schwimmen.
- Ölsprühflaschen sind im Trend. Ein Zerstäuber verteilt sehr feine Fetttröpfchen auf die Salatblätter. Bei Blattsalaten ideal!
- Fleisch und Fisch lieber natur als mit Panade essen.

Fett schon beim Braten sparen

Beschichtete Pfannen: In ihnen können Sie mit lediglich 1 EL Öl prima braten. Achten Sie aber darauf, dass Sie die Pfanne nicht überhitzen. Nicht auf Höchsttemperatur die Gerichte braten.

Wok: Ihn muss man eigentlich nur mit ein paar Tropfen Öl mithilfe eines Küchenkrepps einfetten und schon lassen sich unter Rühren die leckersten Gerichte zaubern.

Grillpfanne: Die Grillpfanne muss höchstens mit etwas Öl einmal eingepinselt werden, und so kann man fettarm auf dem Küchenherd grillen.

Römertopf: Auch er kommt ohne Fett aus, und das Fleisch ist herrlich saftig und das Gemüse schön knackig.

Dämpfeinsatz: Er spart nicht nur Fett, sondern schont auch die Vitamine.

Bratschlauch: Hier garen Fisch, Fleisch und Gemüse im eigenen Saft. Theoretisch gelingt das Gericht ohne Fett, die Zugabe von 1 TL Öl unterstützt aber den Geschmack.

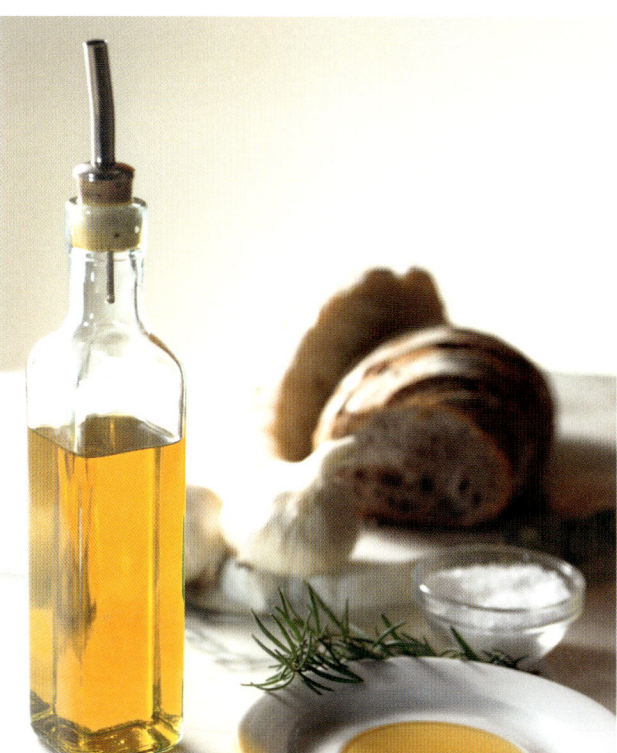

Tipps zum Fettsparen

Statt	Besser
Sahne beim Kochen	fettarme Milch, Kaffeesahne oder Kondensmilch
Sahne im Auflauf	halb Milch, halb Sahne
Sahnetorte oder Mürbeteig	Obstkuchen aus Hefe- oder Biskuitteig
Mayonnaise	halb Salatmayonnaise, halb Joghurt oder Quark
Panade	Fleisch und Fisch natur braten
Schokolade	Kakao mit fettarmer Milch trinken
Knabbergebäck beim Fernsehen	Salzstangen, Dinkelstangen oder Obstsalat
Cremes, Puddings oder Eis zum Nachtisch	Obst, Obstsalat oder Sorbet
Schweinemett	Rinderhackfleisch oder Hackfleisch halb und halb

Ballaststoffe: Aufräumer im Dickdarm

Es sind nur 30 g Ballaststoffe, auf die Sie täglich kommen sollten. Hört sich wenig an, doch viele erreichen diese Menge nicht. Ballaststoffe sind ausschließlich in pflanzlichen Lebensmitteln enthalten. Wer über den Tag viel Obst, Gemüse und Brot isst, ist auf dem richtigen Weg.

Ballaststoffquelle Nr. 1: Getreideprodukte

Wer nur Brote aus hellem Mehl isst, gerne Kuchen und Kekse nascht, die generell eher aus hellem Weizenmehl gebacken sind, wird sich sehr schwertun, auf die optimale Menge Ballaststoffe zu kommen. Sie müssen aber auch nicht zum Körner-Freak werden, um sich gut mit Ballaststoffen zu versorgen. Täglich 15 g Getreideballaststoffe – dies lässt sich so am einfachsten erreichen:

- Statt Cornflakes und anderen Frühstückscerealien lieber Getreideflocken oder Müsli essen.
- Ersetzen Sie ganz oder zumindest teilweise Weißbrot und helle Brötchen durch Vollkornvarianten. Dabei muss es sich nicht um ein richtiges Schrotbrot handeln, fein geschrotete Vollkornbrote wie z. B. Grahambrot sind ebenso gute Alternativen.
- Auch Knäckebrot gibt es in vielen Vollkornvarianten.
- Vollkorntoastbrot oder Körnerbrötchen sind in der Regel keine Vollkornerzeugnisse, aber schon mal ein Schritt in die richtige Richtung.

Anhand der nachfolgenden Beispiele ist zu sehen, wie schwer es ist, täglich über Brot eine ausreichende Menge an Ballaststoffen zu essen. Gerade der Obstipations-Typ sollte sich aber bemühen, ausreichend Getreideballaststoffe zu essen.

Beispiele für 15 g Getreideballaststoffe

2 Scheiben Roggenvollkornbrot (100 g)
1 Weißmehlbrötchen (40 g)
2 Scheiben Roggenmischbrot mit Vollkorn (100 g)
ODER
5 Scheiben Weizenvollkornbrot (250 g)
ODER
4 Scheiben Roggenvollkornbrot (200 g)
ODER
2 Weißmehlbrötchen (80 g)
2 Scheiben Knäckebrot (25 g)
2 Scheiben Roggenvollkornbrot (100 g)

Ballaststoffquelle Nr. 2: Obst und Gemüse

„5 am Tag" heißt eine große internationale Gesundheitskampagne, die dazu anhält, fünf Portionen Obst und Gemüse am Tag zu essen. Hört sich viel an, klappt aber ganz einfach. Wer viel Obst und Gemüse isst, ist nicht nur ausreichend mit Ballaststoffen versorgt, sondern auch mit sekundären Pflanzenstoffen, Vitamin A, C, Folsäure und Kalium. So bauen Sie fünf Portionen Obst und Gemüse in Ihren Speiseplan ein:

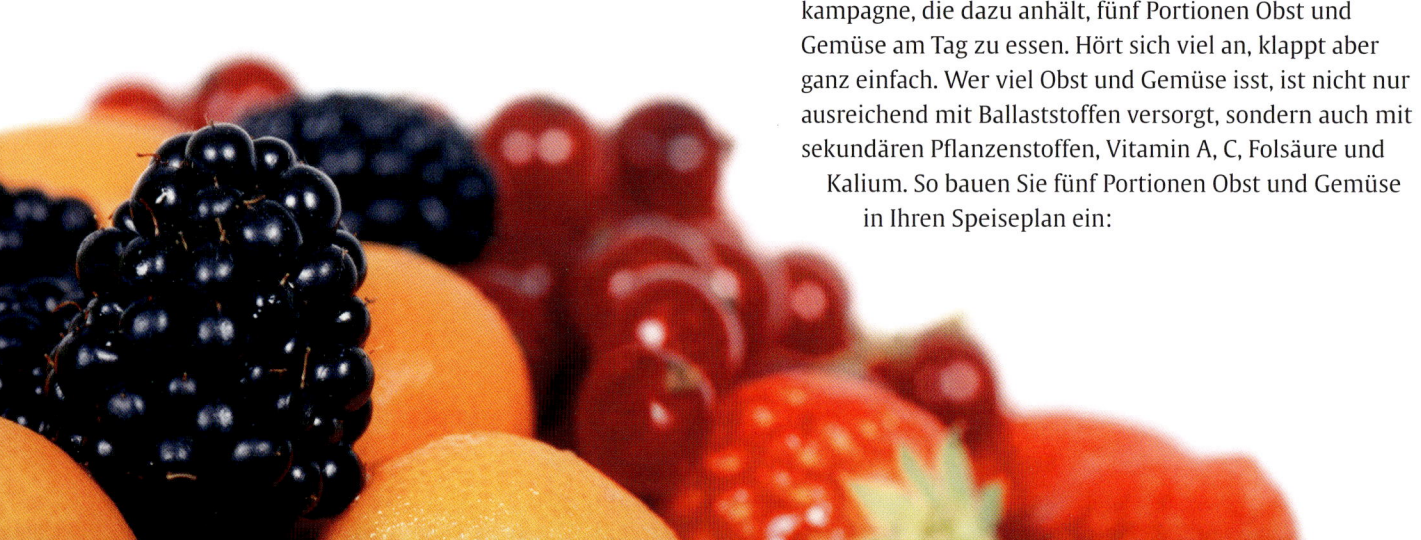

Frühstück:

- Frisches Obst unters Müsli mischen. Apfel, Birne, Kiwi und Banane, aber auch Obst der Saison wie Beeren oder Exoten wie Mango, Kaki oder Ananas schmecken einfach prima am Morgen.
- Zum pikanten Brot eine Tomate, zum süßen Brot ein Stück Obst essen.
- Frisch gepresster Saft ist auch o.k.!

Zwischendurch

- Ein Stück Obst, auf das Sie Lust haben und das gerade Saison hat.
- Wie wäre es mit einem Glas Gemüsesaft?
- Shakes aus Obst und einem fettarmen Milchprodukt sind ebenfalls im Nu gezaubert.

Mittag

- Zu Fleisch oder Fisch stets Gemüse oder Salat als Beilage wählen.
- Eintöpfe dürfen Sie sich als doppelte Gemüseportion anrechnen.

Zwischendurch

- Ein Stück Pflaumenkuchen oder Apfelkuchen lassen wir mit einem Augenzwinkern auch mal durchgehen. Ist es mit Vollkornmehl selbst gebacken, tanken Sie gleichzeitig genügend Ballaststoffe.
- Obstsalat am Wochenende – auch eine feine Sache.

Abendessen

- Ein kleiner Salat oder Rohkost zum Brot.
- Klein geschnittenes Gemüse, z.B. Möhren, Gurken oder anderes Gemüse in Stangen oder Streifen geschnitten – dazu ein Dip aus Joghurt oder Quark.
- Gurken- oder Tomatenscheiben aufs Brot.

Hülsenfrüchte – nein, danke!

Viele Reizdarm-Patienten leiden nach dem Verzehr von Hülsenfrüchten unter sehr schmerzhaften Blähungen. Auch wenn Linsen, Kichererbsen oder Bohnen als besonders ballaststoffreich gelten, sollten Sie bei schmerzhaften Blähungen darauf verzichten. Es gibt genügend Alternativen, um sich ausreichend mit Ballaststoffen zu versorgen:

- Leinsamen, Flohsamenschale, Weizen- oder auch Haferkleie kann man prima teelöffelweise unter Joghurt-, Quark- oder Cremespeisen rühren.
- Auch wenn Kohl nicht vertragen wird und schmerzhafte Blähungen verursacht, ist Sauerkraut den meisten bekömmlich. Auf einen Versuch sollten Sie es ankommen lassen.

Wichtig für den Diarrhö-Typ

- Die These, der Diarrhö-Typ müsse ballaststoffarm essen, mag auf den ersten Blick logisch klingen, jedoch ist auch für ihn eine ballaststoffreiche Ernährung von Bedeutung. Wichtig sind besonders die wasserlöslichen Ballaststoffe, die vor allem in Obst und Gemüse, weniger in Brot enthalten sind, da sie Wasser binden.
- Viele Reizdarm-Patienten vom Diarrhö-Typ vertragen kein Vollkornbrot. Dann sollten Sie es ohne schlechtes Gewissen auch nicht essen. Denken Sie immer an den Grundsatz: Ich lasse weg, was ich nicht vertrage.

Ballaststoffgehalt einiger Obst- und Gemüsesorten (in g pro 100 g Lebensmittel)

Gemüse	
Blumenkohl	2,9
Brokkoli	3,0
Champignons	1,9
Chicorée	1,3
Chinakohl	1,7
Fenchel	3,3
Grünkohl	4,8
Gurken	0,9
Kartoffeln	1,9
Kohlrabi	1,5
Kopfsalat	1,6
Möhren	2,9
Paprika	2,0
Porree	2,2
Rettich	1,2
Rote Bete	2,5
Rosenkohl	4,4
Rotkohl	2,5
Sauerkraut	2,2
Spargel	1,4
Spinat	1,8
Tomaten	1,3
Weißkohl	3,0
Zwiebeln	1,4

Trockenfrüchte	
Aprikosen	8,0
Datteln	9,2
Feigen	9,6
Rosinen	5,2
Pflaumen	9,0

Obst	
Ananas	1,4
Äpfel	2,3
Bananen	2,0
Birnen	2,8
Brombeeren	3,2
Erdbeeren	2,0
Himbeeren	4,7
Johannisbeeren	3,5
Kiwi	1,2
Orangen	2,2
Pfirsiche	1,7
Pflaumen	1,7
Süßkirschen	1,9

verzehrfertige Hülsenfrüchte	
grüne Erbsen	5,0
gelbe Erbsen	4,9
Kichererbsen	4,4
Linsen	2,8
weiße Bohnen	7,5
rote Bohnen	6,0

Nüsse & Co.	
Erdnüsse	7,1
Haselnüsse	7,4
Leinsamen	35,0
Mandeln	9,8
Pistazien	6,5
Walnüsse	4,6
Sesam	10,1
Sonnenblumenkerne	6,3
Weizenkleie	45,3

Beschwerdefrei dank Auslassdiät

Ob Nahrungsmittelallergie oder Lebensmittelunverträglichkeit, um beschwerdefrei leben zu können, müssen die Betroffenen auf das verzichten, was ihnen Probleme bereitet. Allergiker haben es da einfacher. Einmal den Bösewicht gefunden, wird er vom Speiseplan gestrichen. Wer dagegen mit Lebensmittelunverträglichkeiten zu kämpfen hat, der braucht Ausdauer. Doch ist die Auslassdiät dann zusammengetragen, steht einem beschwerdefreien Leben nichts im Wege.

Wann ist eine Auslassdiät wichtig?

Nahrungsmittelallergien lassen sich eindeutig nachweisen, denn hat man einmal allergieauslösende Lebensmittel ausfindig gemacht, können über einen Test beim Patienten entsprechende Antikörper auf das Antigen nachgewiesen werden. Typische Symptome von Nahrungsmittelallergien sind ein Kratzen im Mund- und Rachenbereich oder auch heftiger Hautausschlag. Die einzig wirksame Therapie ist der Verzicht.

Eine Lebensmittelunverträglichkeit lässt sich über keinen eindeutigen Test nachweisen. Hier ist detektivisches Vorgehen gefragt, um herauszubekommen, ob ein Lebensmittel eine Unverträglichkeit auslöst, denn nicht immer reagiert der Körper sofort nach dem Verzehr. Die meisten Reizdarm-Patienten leiden unter einer oder mehreren Lebensmittelunverträglichkeiten, die Blähungen, Durchfall oder Verstopfung verursachen.

Um herauszufinden, auf welche Lebensmittel der Magen-Darm-Trakt empfindlich reagiert, sollten Sie unbedingt damit beginnen, ein Ernährungstagebuch zu führen (Seite 22). Wichtig ist zu wissen, dass die Lebensmittel, unterschiedlich zubereitet, besser oder schlechter vertragen werden. Das Führen eines Ernährungstagebuches lässt Sie bewusster essen und Sie werden mithilfe dessen herausbekommen, ob und auf welche Lebensmittel oder Gerichte Sie empfindlich reagieren. Übrigens: Reizdarm-Patienten leiden stärker als die Gesamtbevölkerung unter Lebensmittelunverträglichkeiten, aber nicht häufiger.

Erstellen Sie Ihre Unverträglichkeitsliste

Um ein Gespür dafür zu bekommen, welche Lebensmittel Blähungen, Durchfall oder Verstopfungen auslösen können, sind in der Liste auf Seite 44 Lebensmittel bzw. Gerichte aufgeführt, die häufig eine Unverträglichkeit auslösen.

Sicher finden Sie darin auch Lebensmittel oder ein Gericht, das auch Sie nur schlecht oder überhaupt nicht vertragen. Schreiben Sie sich heraus, was Sie nicht vertragen, und entwickeln Sie so eine persönliche Unverträglichkeitsliste, die sich im Laufe Ihres Lebens verändern kann. Sie wird parallel zum Tagebuch geführt.

Patientenbeispiel

Frau M. aus Köln lässt Sie an ihrer Erfahrung beim Erstellen einer optimalen Liste teilhaben. Zunächst hat sie sich die Liste der Lebensmittel, die Magen und Darm reizen können, genau angeschaut und herausgeschrieben, welche Lebensmittel bei ihr zu einer Unverträglichkeit führen. Ihre Liste sah dann in etwa so aus.

Persönliche Unverträglichkeitsliste von Frau M. im ersten Stadium

- Hülsenfrüchte
- Frittiertes
- kohlensäurehaltige Getränke
- fette Speisen
- Paprikagemüse
- süße und fette Backwaren
- Zwiebeln
- Pommes frites
- Bohnenkaffee
- Kohlsalat

Lebensmittel, die den Magen oder Darm reizen können
(Häufigkeit in absteigender Reihenfolge)

1. Hülsenfrüchte
2. Gurkensalat
3. frittierte Speisen
4. Weißkohl
5. kohlensäurehaltige Getränke
6. Grünkohl
7. fette Speisen
8. Paprikagemüse
9. Sauerkraut
10. Rotkohl
11. süße und fette Backwaren
12. Zwiebeln
13. Wirsing
14. Pommes frites
15. hart gekochte Eier
16. frisches Brot
17. Bohnenkaffee
18. Kohlsalat
19. Mayonnaise
20. Kartoffelsalat
21. Geräuchertes
22. Eisbein
23. zu stark gewürzte Speisen
24. zu heiße oder zu kalte Speisen
25. Süßigkeiten
26. Weißwein
27. rohes Stein- und Kernobst
28. Nüsse
29. Sahne
30. paniert Gebratenes
31. Pilze
32. Rotwein
33. Lauch
34. Spirituosen
35. Birnen
36. Vollkornbrot
37. Buttermilch
38. Orangensaft
39. Vollmilch
40. Kartoffelklöße
41. Bier
42. schwarzer Tee
43. Apfelsine
44. Honig
45. Speiseeis
46. Schimmelkäse
47. Trockenfrüchte
48. Marmelade
49. Tomaten
50. Schnittkäse
51. Camembert
52. Butter

Aller Anfang ist schwer

Bewusst ließ Frau M. über einen Zeitraum von drei bis vier Wochen diese Lebensmittel weg. In ihrem Ernährungstagebuch hielt sie weiterhin fest, was sie gegessen hat und wann es zu Blähungen und Durchfall kam. Durch den Verzicht auf die ausgewählten Lebensmittel ließen die Symptome von Frau M. deutlich nach. Anhand ihres Ernährungstagebuches stellte sie jedoch fest, dass sie weitere Lebensmittel nicht vertrug. Sie ergänzte ihre Liste und verzichtete nun auch bewusst auf diese Produkte.

Als sich Frau M. sicher war, alle Lebensmittel gefunden zu haben, die ihr Beschwerden machen, wollte sie sich sicher sein, nicht unnötig auf Lebensmittel zu verzichten, und sie beschloss, die sogenannte abgewandelte Provokationsdiät durchzuführen.

Provokationsdiät: Bei der Provokationsdiät werden die verbotenen Lebensmittel – immer nur eins zur Zeit – bewusst gegessen. Kommt es danach zu Problemen, bleibt das Lebensmittel weiter verboten. Stellen sich nach dem Verzehr keine Beschwerden ein, kann es von der Verbotsliste wieder gestrichen werden. Aber Achtung: Ein Versuchstag reicht oft nicht aus.

Probieren geht über studieren

Da Frau M. der Verzicht auf Bohnenkaffee sehr schwerfiel, startete sie ihre Provokationsdiät mit Bohnenkaffee. Am ersten Tag ging noch alles gut, aber nach etwa drei Tagen verspürte sie wieder das vertraute schmerzhafte Druckgefühl. Der Kaffee reizte doch ihren Darm. Frau M. weiß nun, dass sie nicht regelmäßig Bohnenkaffee trinken kann, gönnt sich jedoch nach dem Essen ab und zu Milchkaffee. Dann rebelliert ihr Darm nicht.

Ähnlich ging es ihr mit den vielen frittierten und fettigen Speisen. In der Kantine hatte sie sehr oft Gerichte gewählt, bei denen nicht nur das Fleisch frittiert war, sondern auch die Beilagen im Fett schwammen. Am Wochenende oder gestresst nach der Arbeit im Büro hatte sie sich auch gerne beim Warten auf die S-Bahn ein Schälchen Pommes frites gegönnt.

Diese Essgewohnheiten wurden ihr erst so richtig bewusst, als sie ihre persönliche Unverträglichkeitsliste zusammengestellt hatte. Heute isst sie auch ein- bis zweimal pro Woche Schnitzel oder Backfisch in der Kantine, jedoch wählt sie Salzkartoffeln und einen knackigen Salat als Beilage. Die Pommes frites gibt es höchstens einmal im Monat, dann in aller Ruhe und als Beilage zu frischem Salat, den sie gut verträgt.

Schritt für Schritt zum Erfolg!

Ihre Liste, immer wieder überarbeitet, hängt an ihrem Kühlschrank. Besonders in Zeiten, in denen ihr Magen-Darm-Trakt rebelliert, führt sie ein Ernährungstagebuch. Sie hat festgestellt, dass sie sich immer eine Menge verschiedener Lebensmittel zugemutet hat. Nun beginnt ihr Tag stets mit einem Müsli. Als Zwischenmahlzeit isst sie einen Apfel oder eine Birne. Je nach Jahreszeit gibt es auch mal Apfelsinen, Pfirsiche oder eine Kiwi. Das Mittagessen wählt sie ziemlich frei, aber unter Beachtung ihrer Unverträglichkeitsliste. Nachmittags isst sie einen Joghurt und das Abendessen lässt sie jetzt nur noch selten ausfallen. Ihr Leben, so sagt sie, sei jetzt nicht nur im Bezug aufs Essen ruhiger, sondern auch ganz allgemein.

Die Liste hat sich bei Frau M. innerhalb eines Vierteljahres immer wieder aktualisiert und sah nachher so aus:

Hülsenfrüchte:
- vertrage rote Linsen, grüne Berglinsen, wenn sie nicht mehr als ¼ des Gerichtes ausmachen
- vertrage blanchierte frische Erbsen in kleinen Mengen
- vertrage blanchierte Erbsenschoten

Frittiertes:
- kann ein frittiertes Schnitzel mit reichlich Salzkartoffeln und Gemüse essen, Frittiertes alleine jedoch nicht.

Kohlensäurehaltige Getränke:
- auf nüchternen Magen, sehr schnell und sehr kalt getrunken, bekomme ich Probleme
- Mineralwasser mit mittlerem Kohlensäuregehalt vertrage ich gut

Fette Speisen:
- wenn viel Fett drin ist, reagiert mein Magen-Darm-Trakt mit unangenehmen Bauchschmerzen

Paprikagemüse:
- roh auch nicht in kleinsten Mengen
- gekocht nur in sehr kleinen Mengen in Eintöpfen oder Gulasch

Süße und fette Backwaren:
- in Fett Ausgebackenes (Berliner, Schmalzkränze) führt zu unangenehmem Druckgefühl

Zwiebeln:
- in ganz kleinen Mengen mitgekocht sind sie okay
- rote Zwiebeln, Gemüse-, Frühlingszwiebeln und Lauch vertrage ich gekocht nur in ganz kleinen Mengen

Pommes frites:
- in ganz kleinen Mengen und in aller Ruhe – nicht in der Pommesbude oder im Schnellrestaurant essen

Bohnenkaffee:
- verträglich nur mit gut gefülltem Magen und viel Milch

Kohlsalat:
- nicht auf nüchternen Magen

Hinzugekommen sind:
- Gurken, roh
- ungeschälte säuerliche Äpfel
- Schnittlauch, insbesondere im Kräuterquark
- Fertiggerichte mit Pilzen
- die erste Mahlzeit darf nur zimmerwarm sein
- nichts Kaltes direkt aus dem Kühlschrank

Von der Basiskost zur Such- und Aufbaukost

Sie sind ganz verunsichert und verzweifelt und denken, es wäre das Beste, gar nichts mehr zu essen? Nur nicht aufgeben! Eine gute Möglichkeit, Ihren Magen-Darm-Trakt wieder an das Essen zu gewöhnen, ist die Basiskost. Sie besteht aus Lebensmitteln, die im Allgemeinen von allen Menschen gut vertragen werden. Sie schont Ihren Magen-Darm-Trakt und kann über einen Zeitraum von vier Wochen gegessen werden. Doch als Dauerkostform ist sie ungeeignet, da diese Ernährungsweise zu einseitig ist, um von einer ausgewogenen Mischkost sprechen zu können.

4-Wochenplan: Basisdiät

In den ersten drei Tagen isst man nur Kartoffeln, Reis oder Hirse. Mit Salz und Pfeffer dürfen Sie würzen, sonst ist das Essen zu fad. Maximal 2 bis 3 EL Sonnenblumen-, Oliven- oder Rapsöl sind erlaubt, Zucker in kleinen Mengen ist ebenfalls okay. Bitte trinken Sie nur Wasser, auch wenn die Lust auf ein anderes Getränk noch so groß ist.

Nach drei Tagen können Sie Ihren Speiseplan täglich um ein Lebensmittel ergänzen. Beginnen Sie mit leicht verträglichen Gemüsesorten wie Möhre, Spinat, Tomate, Mangold, Zucchini, Aubergine, Pastinake, rote Bete, Kürbis (stets in gekochter Form). Nach einer Woche erweitern Sie die Basiskost um Milchprodukte. Beginnen Sie mit den fermentierten Produkten wie Naturjoghurt, Buttermilch, Dickmilch, Frischkäse. Milch und Weichkäse sollten Sie erst später hinzufügen. Ergänzen Sie den Speiseplan um Hart- und Schnittkäse.

In der dritten Woche testen Sie Obstsorten aus. Diese müssen zwar nicht gekocht werden, sollten jedoch geschält und eventuell auch püriert oder gerieben werden: Apfel, Birne, Banane, Kiwi, Mango, Pfirsich usw. In der vierten Woche probieren Sie Lebensmittel, die aus mehreren Zutaten bestehen, wie z. B. Brot. Dabei ist es wichtig, dass Sie nicht die Brotsorte wechseln. Ab der fünften Woche entscheiden Sie selbst, um welche Lebensmittel Sie Ihren Speiseplan ergänzen möchten.

> **MEHR WISSEN**
>
> ### Einfache Rezepte der Basisdiät
>
> **Pellkartoffeln mit Öl:** 3 Kartoffeln als Pellkartoffeln in Salzwasser kochen, pellen und mit etwas Öl und Salz essen.
>
> **Einfache Kartoffelsuppe:** 3 Kartoffeln als Pellkartoffeln in Salzwasser kochen und pellen. Mit 300 ml kochendem Wasser und 1 TL Salz in einen Mixer geben und pürieren. 1 TL Öl unterrühren und mit Pfeffer abschmecken.
>
> **Pikante Reissuppe:** 50 g Reis in Salzwasser 20 Min. weich kochen. Den Reis mit etwas Salzwasser pürieren und mit heißem Wasser zu einer Suppe auffüllen.
>
> **Süße Reissuppe:** 50 g Reis in leicht gesalzenem Wasser weich kochen. Den Reis mit etwas Wasser pürieren. Mit heißem Wasser zu einer Suppe auffüllen. Mit Zucker süßen.
>
> **Pikante Hirsesuppe:** 50 g Hirse in Salzwasser 20 Min. weich kochen. Die Hirse mit etwas Salzwasser pürieren und mit heißem Wasser zu einer Suppe auffüllen.
>
> **Süße Hirsesuppe:** 50 g Hirse in leicht gesalzenem Wasser 20 Min. weich kochen. Die Hirse mit etwas Wasser pürieren. Mit heißem Wasser zu einer Suppe auffüllen. Mit Zucker süßen.

Unverträglichkeit erkennen und vermeiden!

Stellen Sie beim Hinzufügen einzelner Lebensmittel fest, dass Sie diese nicht vertragen, so lassen Sie diese Produkte in Zukunft weg. Halten Sie alles genau auf Ihrer persönlichen Unverträglichkeitsliste fest. Um ganz sicher zu sein, ob Sie sie wirklich nicht vertragen haben, können Sie sie nach ein paar Wochen noch einmal in größerer Menge bewusst essen. Kommt es dabei erneut zu Symptomen, wissen Sie sicher, dass Sie sie nicht vertragen. Die Entwicklung einer persönlichen Diät ist sehr mühsam, jedoch auch sehr wirkungsvoll. Achten Sie darauf, dass Sie spätestens nach einem Vierteljahr eine große Lebensmittelauswahl zusammengestellt haben.

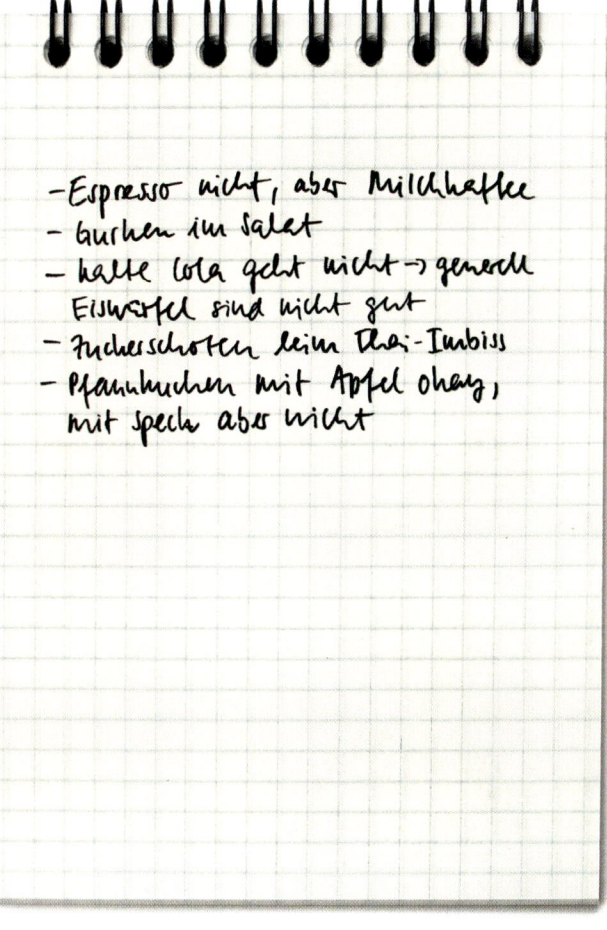

Wochenplan für den Diarrhö-Typ

	Montag	Dienstag	Mittwoch	Donnerstag	Freitag	Samstag	Sonntag
1. Frühstück	2 Tassen Kräutertee 2 Scheiben Graubrot 20 g Butter 40 g Quark 2 TL Marmelade 1 Scheibe Schnittkäse	2 Tassen Kräutertee Müsli aus 1 Apfel, 4 EL Haferflocken, 150 g Joghurt	2 Tassen Kräutertee 2 Scheiben Grahambrot 20 g Butter 2 Scheiben geräucherter Schinken 1 Scheibe Schnittkäse	2 Tassen Kräutertee Müsli aus ½ Banane, 4 EL Haferflocken, 150 g Joghurt	2 Tassen Kräutertee 2 Scheiben Vollkorntoast 1 Scheibe Knäckebrot 20 g Butter 40 g Quark 2 TL Honig 1 Scheibe Wurst	2 Tassen Kräutertee 1 Vollkornbrötchen 1 Glas Orangensaft 10 g Butter 2 Scheiben Schinken 1 gekochtes Ei	2 Tassen Kräutertee 1 Weißmehlbrötchen 1 Croissant 10 g Butter 20 g Marmelade 2 Scheiben Schnittkäse 1 Glas Multivitaminsaft
2. Frühstück	1 Apfel	2 Scheiben Knäckebrot 20 g Frischkäse 1 Tomate	1 Birne	1 Vollkornbrötchen 10 g Butter 1 Scheibe Schnittkäse	1 Banane	1 Joghurt	1 Kiwi
Mittag	Möhren-Blumenkohl-Auflauf	Kartoffelomelett, dazu ein Salat	Kohlrabi-Zuckerschoten-Auflauf	Großer Salatteller mit Putenstreifen 1 Baguettebrötchen	Lachssteak mit Gemüsenudeln	Tomaten-Zucchini-Auflauf	Rheinischer Sauerbraten, Salzkartoffeln und Gemüsebeilage
Zwischenmahlzeit	1 Stück Topfkuchen 1 Tasse schwarzer Tee	1 Banane 250 ml Buttermilch	1 Blaubeerjoghurt	1 Birne 1 Riegel Vollmilchschokolade	1 Laugenbrötchen	3 Kugeln Vanilleeis	1 Stück Käsekuchen 1 Tasse Milchkaffee
Abendessen	2 Tassen Früchtetee 2 Scheiben Graubrot 20 g Butter 30 g Camembert 1 Scheibe Schnittkäse 1 Tomate	2 Tassen Früchtetee Tomaten mit Mozarella 2 Scheiben Toastbrot	2 Tassen Früchtetee 2 Brötchen 20 g Butter 2 Scheiben Fleischwurst 2 Scheiben Schnittkäse	2 Tassen Früchtetee 2 Scheiben Grahambrot 20 g Butter 2 Scheiben Schinken 20 g Frischkäse 1 Tomate	2 Tassen Früchtetee 2 Scheiben überbackener Gemüsetoast	2 Tassen Früchtetee 2 gefüllte, überbackene Tomaten mit 2 Scheiben Toast	2 Tassen Früchtetee Brokkolisuppe 2 Scheiben Toast 20 g Butter
Spätmahlzeit	1 Kiwi	1 Früchtejoghurt	1 Banane	1 Apfel	1 Fruchtjoghurt	3 Aprikosen	1 Birne

Von der Basiskost zur Such- und Aufbaukost

Wochenplan für den Obstipations-Typ

	Montag	Dienstag	Mittwoch	Donnerstag	Freitag	Samstag	Sonntag
1. Frühstück	2 Tassen Kräutertee 2 Scheiben Vollkornbrot 20 g Butter 40 g Quark 2 TL Marmelade 1 Scheibe Schnittkäse	2 Tassen Kräutertee Müsli aus 1 Apfel, 4 EL Haferflocken, 2 EL Rosinen, 1 TL Haferkleie, 150 g Joghurt	2 Tassen Kräutertee 2 Scheiben Vollkornbrot 20 g Butter 2 Scheiben geräucherter Schinken 1 Scheibe Schnittkäse	2 Tassen Kräutertee Müsli aus 4 eingeweichten Backpflaumen, 1 TL Haferkleie, 4 EL Haferflocken, 150 g Joghurt	2 Tassen Kräutertee 1 Scheibe Vollkornbrot 1 Scheibe Knäckebrot 20 g Butter 40 g Quark 2 TL Honig 1 Scheibe Wurst	2 Tassen Kräutertee 1 Vollkornbrötchen 1 Glas Orangensaft 10 g Butter 2 Scheiben Schinken 1 gekochtes Ei	2 Tassen Kräutertee 1 Vollkornbrötchen 1 Croissant 10 g Butter 20 g Marmelade 2 Scheiben Schnittkäse 1 Glas Multivitaminsaft
2. Frühstück	1 Apfel	2 Scheiben Knäckebrot 20 g Frischkäse 1 Tomate	1 Birne	1 Vollkornbrötchen 10 g Butter 1 Scheibe Schnittkäse	1 Handvoll Weintrauben	1 Joghurt 1 TL Haferkleie	1 Kiwi
Mittag	Möhren-Blumenkohl-Auflauf	Kartoffelomelett, dazu ein Salat	Kohlrabi-Zuckerschoten-Auflauf	Großer Salatteller mit Putenstreifen 1 Baguettebrötchen	Lachssteak mit Gemüsenudeln	Tomaten-Zucchini-Auflauf	Rheinischer Sauerbraten, Salzkartoffeln und Gemüsebeilage
Zwischenmahlzeit	1 Stück Topfkuchen 1 Tasse schwarzer Tee	1 Banane 250 ml Buttermilch	1 Blaubeerjoghurt 1 TL Haferkleie	1 Birne 1 Riegel Vollmilchschokolade	1 Vollkornbrötchen	3 Kugeln Vanilleeis	1 Stück Käsekuchen 1 Tasse Milchkaffee
Abendessen	2 Tassen Früchtetee 2 Scheiben Pumpernickel 20 g Butter 30 g Camembert 1 Scheibe Schnittkäse 1 Tomate	2 Tassen Früchtetee Tomaten mit Mozarella 2 Scheiben Knäckebrot	2 Tassen Früchtetee 2 Vollkornbrötchen 20 g Butter 2 Scheiben Fleischwurst 2 Scheiben Schnittkäse	2 Tassen Früchtetee 2 Scheiben Vollkornbrot 20 g Butter 2 Scheiben Schinken 20 g Frischkäse 1 Tomate	2 Tassen Früchtetee Hirsesalat mit Gemüse	2 Tassen Früchtetee 1 Stück Quiche mit kleinem grünem Salat	2 Tassen Früchtetee Brokkolisuppe 1 Scheibe Vollkornbrot 10 g Butter
Spätmahlzeit	1 Kiwi	1 Früchtejoghurt	1 Handvoll Trauben	1 Apfel	1 Fruchtjoghurt	3 Aprikosen	1 Birne

HÄUFIGE FRAGEN

Werden meine Symptome durch eine Nahrungsmittelallergie ausgelöst?

Sehr hartnäckig hält sich die Meinung, das Reizdarm-Syndrom werde durch Nahrungsmittelallergien ausgelöst. Viele Patienten sind verunsichert und fragen sich, ob man sie wirklich gründlich untersucht hat, wenn keine Nahrungsmittelallergie festgestellt wurde. Auch wenn in den Medien das Thema Nahrungsmittelallergien weit verbreitet ist, so wird die Krankheit in ihrer Häufigkeit oft überschätzt. Nur zwei bis fünf Prozent der Bevölkerung leiden wirklich unter einer Nahrungsmittelallergie. Plagt Sie jedoch der Heuschnupfen oder reagieren Sie auf Katzenhaare allergisch, sollten Sie dies unbedingt Ihrem Arzt sagen. Liegt eine Allergie vor, ist die Wahrscheinlichkeit groß, dass Sie unter einer Kreuzallergie leiden oder vielleicht auch eine nicht entdeckte Nahrungsmittelallergie haben. Eine typische Kreuzallergie beispielsweise zu Birkenpollen ist eine Allergie auf Äpfel, Birnen, Pfirsiche, Aprikosen, Kirschen, Mandeln, Sellerie, Möhren, Haselnüsse, Tomaten oder Kartoffeln. Gekocht werden die Lebensmittel jedoch vertragen.

Häufiger als die Allergie: Unverträglichkeit

Wesentlich häufiger als Nahrungsmittelallergien liegen jedoch Unverträglichkeiten vor. Sie lassen sich gliedern in individuelle Unverträglichkeiten und in durch Verdauungsstörungen bedingte Unverträglichkeiten. Klassische Beispiele für Unverträglichkeiten, die durch eine Verdauungsstörung verursacht werden, sind die Laktose- bzw. die Fruktoseintoleranz (Seite 30, 35).

Die Mechanismen einer individuellen Unverträglichkeit lassen sich bisher nicht erklären. Dies lässt viele Patienten glauben, ihre Unverträglichkeit sei weniger schwerwiegend als eine Nahrungsmittelallergie. Von diesem Gedanken sollte man sich lösen. Auch wenn der Mechanismus nicht bekannt ist, das Symptom, das durch eine Unverträglichkeit ausgelöst wird, ist genauso schwerwiegend wie das Krankheitsbild einer Nahrungsmittelallergie. Eine erfolgreiche Therapie sieht bei beiden identisch aus: Auf das entsprechende Lebensmittel unbedingt verzichten.

Kann mir die Franz-Xaver-Mayr-Diät helfen?

Die Franz-Xaver-Mayr-Diät ist eine Kur, die auf den Erkenntnissen des Arztes und Forschers Dr. F. X. Mayr (1875 bis 1965) basiert. Er entdeckte, dass durch eine spezielle Behandlung des Bauches der gesamte Organismus gesünder werden kann. Zur Reinigung des Darms wird regelmäßig salinisches Wasser verabreicht. Die Milch-Semmel-Diät ist insbesondere als Schulung des guten und gründlichen Kauens und zur Schonung des Darms wichtig. Patienten, die unter einem Reizdarm-Syndrom leiden, berichten immer wieder, dass ihnen diese Kur geholfen habe. Die Betroffenen haben mit der Kur meist einen Einstieg in die gesunde Mischkost gefunden und dabei gelernt, bewusster zu essen und langsamer zu kauen. Eine Mayr-Kur kann ein guter Einstieg sein, ist jedoch als Dauerkostform für Reizdarm-Patienten wie auch für gesunde Menschen nicht geeignet.

Ist das Heilfasten nach Buchinger eine Alternative für mich?

Heilfasten nach Dr. Otto Buchinger bedeutet, zeitlich begrenzt, freiwillig und konsequent auf feste Nahrung und Genussmittel zu verzichten. Traditionell erfolgt vor dem Fasten ein Einlauf mit Glaubersalz, um den Darm zu entleeren. Die Buchinger-Fastenkur ist eine Trinkkur. Erlaubt sind Kräutertees, mit Honig gesüßt; Brühe, frisch gepresste Gemüse- und Obstsäfte und Mineralwasser. Mindestens 2,5 Liter Flüssigkeit hat der Patient unter ärztlicher Aufsicht jeden Tag zu trinken. Heilfasten kann ebenfalls ein guter Einstieg sein, jedoch ohne eine Aufbaukost, die den Patienten die Regeln einer gesunden Mischkost vermittelt, führt auch sie nicht auf Dauer zum gewünschten Erfolg.

Kann die Evers-Diät auf Dauer meine Beschwerden lindern?

Die Evers-Diät, entwickelt vom gleichnamigen Arzt Dr. Joseph Evers, ist eine lakto-vegetabile Kost, die einen hohen Anteil an Rohkost und Getreidekörnern hat. Sie ist eine Kostform, die nicht nur als Kur, sondern als Dauerernährung empfohlen wird. Da Reizdarm-Patienten meist verstärkt unter individuellen Unverträglichkeiten leiden, die unter anderem von rohen, wenig verarbeiteten Obst- und Gemüsesorten ausgelöst werden, ist diese Diät nur sehr eingeschränkt zu empfehlen. Insbesondere Getreidekörner, die nur geschrotet wurden oder als ganze Körner erhitzt worden sind, machen vielen Reizdarm-Patienten Verdauungsprobleme.

Ist die Trennkost hilfreich?

Dr. Howard Hay, nach dem die Trennkost auch benannt ist, war der Auffassung, dass die Verdauung stark behindert wird, wenn gleichzeitig größere Mengen Eiweiß und Kohlenhydrate innerhalb einer Mahlzeit gegessen werden. Diese These lässt sich jedoch bis heute nicht wissenschaftlich bestätigen. Da Trennkost aber eine sehr *gemüse- und obstreiche Kostform* ist und da die basenbildenden und kohlenhydratreichen Lebensmittel im Vordergrund stehen, hilft Trennkost vielen Reizdarm-Patienten, sich vollwertig zu ernähren.

Kann die 7-Tage-Körner-Kost den Darm reinigen?

Das Prinzip der 7-Tage-Körner-Kur besteht darin, den Darm durch einen extrem hohen Ballaststoffanteil zu entgiften bzw. zu reinigen. Die Körner werden entweder zu Frischkornmüsli geschrotet oder zu Suppen mit wenig Gemüse verarbeitet. Es handelt sich dabei um eine fleisch- und fischfreie sowie milcharme Kur. Die *große Körnermenge, etwa 200 g pro Tag*, belastet den Magen-Darm-Trakt des Reizdarm-Patienten in der Regel stärker, als die 7-Tage-Körner-Kur nutzt. Der Hemicellulose- und Celluloseanteil der ganzen Getreidekörner ist im Verhältnis zu anderen Nahrungsbestandteilen während der Kur zu hoch. Dies führt zu einer extremen Dehnung der Darmwände, zu Blähungen und zu Schmerzen im Oberbauch. Trotz der vielen guten Ballaststoffe ist eine Kur mit Körnern meist doch eine zu starke Belastung.

Ist eine vegetarische Ernährung sinnvoll?

Nein, denn unter Vegetariern gibt es nicht weniger Reizdarm-Patienten. Fleisch und Fisch in gesunden Mengen und qualitativ hochwertig werden von den meisten Reizdarm-Patienten vertragen, können also zwei- bis dreimal die Woche aufgetischt werden. Solange keine individuellen Unverträglichkeiten bei einer Fleischsorte bestehen, ist es auch nicht entscheidend, ob Rind, Kalb, Schwein oder Geflügel. Qualitativ hochwertig heißt, dass Sie bevorzugt *fettarmes Muskelfleisch*

essen sollten. Tauschen Sie Leberkäse, Bratwurst und Wiener Würstchen gegen Rinderbraten, Schweinekotelett oder auch Hähnchenbrust. Letztere liefern insbesondere Eisen. Gerade Frauen sind in Deutschland schlecht mit Eisen versorgt und sollten daher auf einen regelmäßigen Konsum von Fleisch achten.

Dürfen Vegetarier mit Reizdarm-Syndrom weiterhin vegetarisch essen?

Da Fleisch und Fisch keine besonderen Inhaltsstoffe haben, die den Reizdarm therapieren oder das Syndrom auslösen, kann man sich weiterhin vegetarisch ernähren. Jedoch sollten Sie mithilfe eines Ernährungstagebuches herausfinden, welche Lebensmittel oder Verhaltensweisen das Reizdarm-Syndrom auslösen. Zudem sollte man als Vegetarier darauf achten, besonders *eisenreiche pflanzliche Lebensmittel* zu essen: Vollkornprodukte, rote Bete und Spinat. In diesem Zusammenhang ist es wichtig zu wissen, dass die Inhaltsstoffe von Kaffee und schwarzem Tee mit dem Eisen aus pflanzlichen Lebensmitteln eine Verbindung eingehen, die sich im Darm nicht lösen lässt. Das Eisen kann nicht oder nur geringfügig verwertet werden. Der Verzehr von Vitamin-C-haltigen Lebensmitteln in Kombination mit eisenreichen pflanzlichen Lebensmitteln verbessert hingegen die Aufnahme des pflanzlichen Eisens. Für die Praxis des Vegetariers heißt das: zum Frühstück lieber Orangensaft zum Vollkornbrot oder Müsli trinken.

Gibt es eine Reizdarm-Diät?

Eine Reizdarm-Diät, die speziell die Symptome des Reizdarm-Syndroms behandelt, gibt es nicht. Prinzipiell gilt für alle Magen-Darm-Erkrankungen die gleiche Aussage: Was nicht vertragen wird, sollte man weglassen.

Keine Diät – sondern bewusster essen
Im Auge behalten: Beobachten Sie Ihr eigenes Essverhalten mithilfe eines Ernährungstagebuches und entwickeln Sie eine Unverträglichkeitsliste.
Konsequenz: Lebensmittel, die Sie nicht vertragen, essen Sie auch nicht.
Ruhe: Nehmen Sie sich Zeit zum Essen. Genießen Sie die Mahlzeiten in entspannter Atmosphäre und essen Sie langsam.

HÄUFIGE FRAGEN

Routine: Ausgelassenes Frühstück, Hungerkuren oder opulente Menüs lösen typische Reizdarm-Beschwerden aus.
Trinken nicht vergessen: Am besten täglich zwei Liter Wasser oder ungesüßten Früchte- und Kräutertee.
Bunt tut gut: Essen Sie reichlich Obst und Gemüse – täglich fünf Portionen.
Lieber dunkel statt hell: Essen Sie täglich zwei bis drei Scheiben fein geschrotetes Vollkornbrot und Kartoffeln, ungeschälten Reis oder Nudeln.
Fett auf Sparflamme: Hochwertige Pflanzenöle in Maßen einsetzen, ansonsten bei Wurst- und Fleischwaren sowie bei Käse und Fertigprodukten auf den Fettgehalt achten und bewusst genießen.
Junkfood nur selten: Süßigkeiten, Knabberartikel und Fast Food sollten Ausnahme von der Regel sein.
Luftig: Tragen Sie keine Kleidung, die den Unterleib einschnürt.
In Bewegung bleiben: Treiben Sie regelmäßig Sport oder gehen Sie spazieren.
Ablenkung tut gut: Verabreden Sie sich! Ein Kinobesuch bringt Sie auf andere Gedanken.

Darf ich Süßes essen?

Ein Erwachsener deckt mit einer Tafel Schokolade ein Viertel seines täglichen Energiebedarfes. Isst er sie zusätzlich und zwischen den normalen Mahlzeiten, wird er auf lange Sicht vermutlich übergewichtig werden. Wird die Schokolade anstelle einer Hauptmahlzeit gegessen, verzichtet er auf andere Lebensmittel, die wertvolle Nährstoffe enthalten. Gönnen Sie sich Süßes, aber in Maßen. Es spricht nichts dagegen, jeden Tag einen Riegel Schokolade zu essen. Das bedeutet aber auch: Sie süßen weder Tee noch Kaffee mit Zucker oder Honig, trinken keine oder sehr wenig Limonade und essen nur unregelmäßig Nachtisch.
Falls Sie unter *Süßhunger* leiden, versuchen Sie ihn mit frischem Obst zu stillen. Und wenn Sie unbedingt etwas Schokoladiges brauchen, versuchen Sie diese Lust mit einem Kakao zu stillen. Auch Knäckebrot, dünn mit Nuss-Nougat-Creme bestrichen, kann vielleicht ein Schokoladenersatz sein. Wichtig ist, dass Sie keine Süßigkeitenvorräte anlegen, auf die Sie dann immer wieder zurückgreifen können, sondern dass Sie die Alternativprodukte im Haus haben.

Darf ich trotz Reizdarm Alkohol trinken?

Reizdarm-Patienten müssen nicht auf Alkohol verzichten. Jedoch vertragen sie nicht jedes alkoholische Getränk. Weißwein ist bekömmlicher als Rotwein, anderen bekommt die Säure im Riesling nicht. Bei Bier und Sekt haben einige Patienten mit der Kohlensäure Probleme. Manche Patienten berichten, dass sie Altbier vertragen, aber mit Pils und Weißbieren Schwierigkeiten haben. Generell bringen hochprozentige Alkoholika eher Probleme mit sich. Ob Sie Alkohol vertragen, hängt sehr oft aber auch von der jeweiligen Stimmung ab. Auf nüchternen Magen führt er häufiger zu Beschwerden, als wenn er nach dem Essen genossen wird. Als allgemeine Empfehlung gilt: Trinken Sie Alkohol nur *zu besonderen Gelegenheiten* und in der Gemeinschaft mit anderen in kleinen Mengen. So wird er meist gut vertragen. Fühlen Sie sich aber auch niemals gedrängt, das berühmte eine Gläschen mitzutrinken.

Darf ich Zitrusfrüchte essen?

Viele Betroffene reagieren auf die Säure der Früchte mit Krämpfen und stechenden Bauchschmerzen. Bei genauerer Befragung jedoch stellt sich heraus, dass es der Orangensaft auf nüchternen Magen war oder die Orange am Nachmittag *auf leeren Magen*, die den knurrenden Magen nach einem ausgelassenen Mittagessen beruhigen soll.
Werden Orangen jedoch unter ein Müsli gemischt oder als Nachtisch gegessen, vertragen viele Reizdarm-Patienten das Vitamin-C-reiche Obst sehr wohl. Auch ein Orangensaft, in den ein bis zwei Esslöffel Schmelzflocken eingerührt werden, verursacht bei den meisten Patienten keine Beschwerden. Falls Sie aber keine Zitrusfrüchte vertragen, sollten Sie stattdessen andere Vitamin-C-reiche Obstsorten wie Kiwi, Apfel, Birne oder Mango essen.

Muss ich jetzt auf Fett verzichten?

Fett ist Träger fettlöslicher Vitamine und es liefert lebenswichtige Fettsäuren und ist Baustein für Körperzellen. Fett enthält zwar doppelt so viel Energie wie Eiweiß und Kohlenhydrate, aber ohne Fett kann der Mensch auf Dauer nicht gesund leben. Doch in unseren Breitengraden wird meist zu fett gegessen. Es ist daher durchaus sinnvoll, auf eine fettarme Ernährung zu achten (Seite 38f.). Sichtbare Fette wie Butter und Pflanzenöl, mit dem gekocht und gebraten wird, sollten

Sie sparsam einsetzen. Versteckte Fette zu reduzieren, fällt in der Regel schwerer, ist jedoch wichtiger, da es sich hierbei oft um weniger hochwertige Fette handelt. Wurst, Käse, Kuchen, Kekse und Schokolade werden bezüglich ihres Fettgehalts oft unterschätzt.

Wann bin ich auf Medikamente angewiesen?

Bisher ist es noch nicht gelungen, etwas zu entwickeln, das ein Reizdarm-Syndrom lindern könnte. Es gibt aber eine Reihe von Medikamenten auf dem Markt, die Ihre Symptome lindern können. Allerdings sollte eine Medikamentengabe zeitlich begrenzt und ganz speziell auf die Symptome zugeschnitten sein. Welches Medikament hilfreich ist, das lässt sich nicht verallgemeinern. Der behandelnde Arzt muss entscheiden, welcher Medikamententyp für Sie der Beste ist.
Patienten, die unter extrem starken Schmerzen leiden, werden krampflösende Medikamente, sogenannte Muskelrelaxantien, die die Spannung der glatten Muskulatur in Darmtrakt verringern, verschrieben. Bei extrem starken Blähungen helfen sogenannte oberflächenaktive Substanzen wie Dimethylpopysiloxan, Dimeticon und Simeticon. Auch für den Durchfall- und Verstopfungstyp gibt es eine große Auswahl an Medikamenten auf dem Markt. Diese sollten jedoch erst eingesetzt werden, wenn sich über eine Ernährungsumstellung die Symptome überhaupt nicht lindern lassen bzw. das akute Leid sehr groß ist.

Trotz Reizdarm möchte ich abnehmen, was muss ich beachten?

Weder Ananas- noch Nulldiät, Saftkur oder Kohlsuppendiät helfen Ihnen, auf Dauer überflüssige Pfunde loszuwerden. Abnehmen beginnt im Kopf. Ohne eine bewusste Verhaltensänderung lässt sich auf Dauer nicht erfolgreich abnehmen. Zwei Strategien helfen, dauerhaft und erfolgreich abzunehmen: weniger Energie aufnehmen und sich mehr bewegen. Die Kombination aus beidem ist der optimale Weg, um abzunehmen. Beachten Sie die Ernährungsregeln und versuchen Sie, sich bewusst fettarm zu ernähren und selten und wenig Süßigkeiten zu essen. Dann werden Sie nebenbei und stetig an Gewicht verlieren. Gesund abnehmen heißt, dass Sie nicht mehr als sechs bis acht kg im Jahr abnehmen. Ein Gewicht von Körpergröße in cm minus hundert ist bei Personen, die schon immer an Übergewicht leiden, ein gesundes Gewicht. Hungern, einer Modelfigur wegen, verstärkt meist auch die Symptome des Reizdarm-Syndroms.

Kann ich im Asia-Imbiss essen?

Gerichte aus der asiatischen Küche sind mit einigen Ausnahmen leicht verträglich. Auf Frittiertes wie Frühlingsrollen, gebackenes Gemüse, Fleisch und Fisch sollten Sie verzichten. Besonders in der thailändischen Küche würzt der Koch nicht zimperlich mit Chili und Currypasten. Auch Knoblauch gehört dazu. Reagiert Ihr Darm auf Schärfe und Knoblauch empfindlich, dann fragen Sie doch einfach, aus welchen Zutaten das Gericht besteht. Sie können sicher sein, ein leichtes Gericht zu finden, das Ihnen bekommt. Wokgerichte werden in vielen Asia-Imbissen frisch zubereitet, sodass der Koch auch auf Ihre Wünsche eingehen kann. Mit viel Reis werden die leicht scharfen Gerichte abgemildert und von vielen Reizdarm-Patienten hervorragend vertragen.
Ob aber Glutamat – ein Geschmacksverstärker – zum Würzen verwendet wurde, das wird Ihnen der Kellner nur ungern bis gar nicht verraten. Haben Sie eigentlich richtig gewählt und es geht Ihnen nach drei bis zwölf Stunden nicht gut, liegt der Verdacht nahe, dass Sie Glutamat in Ihrem Essen hatten.

Was muss ich beim Einkauf in der Bäckerei beachten?

Nicht jedes dunkle Brot ist auch ein Vollkornbrot. Suchen Sie ein Vollkornbrot, sollten Sie – wenn möglich – Ihr Brot im Bio-Laden bzw. in der Bio-Bäckerei kaufen. Hier wird sehr häufig das ganze Korn vermahlen und falls nicht, kann man Ihnen genau sagen, welche Brote aus dem vollen Korn bestehen. Als Obstipations-Typ sollten Sie Brote bevorzugen, die viele ganze bzw. nur grob geschrotete Körner enthalten. Je mehr Körner man im Brot sieht, desto besser. Reizdarm-Patienten des Diarrhö-Typs dürfen durchaus auch Bio-Brote genießen, jedoch sollte das ganze Korn möglichst fein gemahlen sein. Diese Brote sind in ihrer Farbe nie schneeweiß (wie das Innere der aufgeblasenen deutschen Standardbrötchen).
Haben auch Sie manchmal Lust auf Süßes? Dann lassen Sie besser die Finger von Berlinern, Plunderteilchen, Sahnetorten, Sachertorten oder Kuchen mit Buttercreme. Pflaumenkuchen aus Hefeteig oder Obstböden aus Biskuit, aber auch Butter-

kuchen, Mohnstriezel und Käsekuchen vertragen Sie wahrscheinlich besser.

Wie verhalte ich mich bei einer Einladung?

Am einfachsten ist es für Ihren Gastgeber, wenn Sie vorher nachfragen, was aufgetischt wird, dann können Sie sagen, wenn Sie das ein oder andere Gericht überhaupt nicht vertragen. Oder Sie geben ihm Tipps, wie er das Gericht zubereiten muss, damit auch Sie es essen können. Nehmen wir mal an, Sie werden zu einem Grillfest eingeladen. Der Gastgeber verrät Ihnen, dass es einen bunten Salat und einen Kartoffelsalat zum Grillfleisch geben wird. Sie könnten ihn dann nach dem Salatrezept fragen. Nun kommen rohe Zwiebel und Paprika im Salat vor, der Rest ist jedoch unproblematisch. So kann man vor dem Anmachen des Salats eine Portion für Sie beiseite stellen – ohne Paprika und Zwiebeln.

Wie verhalte ich mich im Urlaub?

Zu viel Neues und Aufregung schlagen oft auf den Magen. In den ersten Urlaubstagen sollten Sie daher mit dem Essen besonders vorsichtig sein. Hat sich Ihr Darm auf die neuen Umstände eingestellt, essen Sie möglichst das, worauf Sie Lust haben und was nicht auf Ihrer persönlichen Unverträglichkeitsliste steht.
Gerichte, die Sie nicht kennen, sollten Sie sich vom Kellner beschreiben lassen, bevor Sie sie im Restaurant bestellen. Auch wenn Sie im Essen etwas eingeschränkt sind, lassen Sie sich nicht zu sehr von den ausgefallenen Gerichten verführen, sonst wird Ihr Urlaub zu stressig für Ihren Magen-Darm-Trakt. Wie alle anderen Urlauber auch, müssen Reizdarm-Patienten damit rechnen, an Reisedurchfall zu erkranken. Es handelt sich dabei um eine kurzzeitige Erkrankung, die durch verunreinigte Lebensmittel oder Getränke entstanden ist. So minimieren Sie das Risiko eines Reisedurchfalls:

- Keinen frischen Salat oder Rohkost essen.
- Obst stets selbst schälen oder anschneiden und danach nicht mehr waschen.
- Hände weg von aufgeschnittenen Melonen oder ungeschältem Obst. Sie wissen nicht, in welchem Wasser es gewaschen wurde.
- Rohes Fleisch und rohen Fisch, insbesondere Muscheln, sollten Sie in warmen Ländern nicht essen.
- Gerichte mit Mayonnaise stehen lassen bzw. erst gar nicht bestellen.
- Kaltgetränke stets ohne Eiswürfel bestellen bzw. die Eiswürfel sofort aus dem Getränk nehmen.
- Kein Leitungswasser trinken und am besten auch die Zähne nicht mit Leitungswasser, sondern mit Mineralwasser putzen.
- Lange offen stehende Produkte in Ländern mit heißem Klima nicht mehr verzehren.
- Gekochte, gedämpfte oder durchgebratene Gerichte bevorzugen.

Wenn Sie der Reisedurchfall doch erwischt hat

Ein Reisedurchfall geht meist mit hohem Flüssigkeitsverlust einher. Dieser zwingt auch den Kreislauf in die Knie. In der Regel fühlen Sie sich schlapp und kraftlos. Der Appetit fehlt. Essen ist jetzt zweitrangig, trinken Sie dafür viel.
Auch wenn es sich dabei nicht um ein Gourmetrezept handelt, hilft folgendes Getränk. 1 Liter Wasser, 1 TL Kochsalz und 2 EL Zucker verrühren. Sie können z. B. einen Kräutertee kochen und darin das Salz und den Zucker auflösen. Falls Sie Leitungswasser verwenden, sollten Sie es zuvor abkochen. Cola und Salzstangen sind die moderne Variante. Wenn beide Lebensmittel Ihrem Reizdarm nicht schaden, können Sie auch zu dieser sonst nicht sehr gesunden Lebensmittelkombination greifen.
Im Urlaub leiden viele Menschen auch unter Verstopfung. Dies kann an mangelnder Bewegung liegen, an den fehlenden Gewohnheiten und natürlich auch daran, dass, wenn man gerade muss, dies total ungelegen kommt und aufgeschoben werden muss.
In mediterranen Ländern bekommt man selten genug Getreideballaststoffe. Auch dies verhindert einen weichen Stuhlgang. Da über die Ernährung das akute Problem der Verstopfung meist nicht schnell genug gelöst werden kann, darf im Urlaub ausnahmsweise mal auf ein Abführmittel zurückgegriffen werden. Besprechen Sie sich bei der Medikamentenwahl mit Ihrem Hausarzt.

Was esse ich in der Kantine?

Wenn Sie unsicher sind, aus welchen Zutaten ein Gericht besteht, fragen Sie das Personal. Eine gut geführte Kantine interessiert sich für ihre Tischgäste. Viele Kantinen haben heute einen Kummerkasten – schreiben Sie Ihre Wünsche auf. Dabei sollten Sie nicht in eine Aufzählung von Missständen verfallen, sondern klarmachen, wie das Essen noch besser werden könnte.

- Nutzen Sie die Salatbar, falls vorhanden. Informieren Sie sich über die Dressings. In vielen Kantinen gibt es auch Olivenöl und Essig, mit dem man sich den Salat anmachen kann.
- Gebundene Gemüsesuppen können oft eine Hauptmahlzeit ersetzen. Wenn Sie überprüft haben, dass es sich dabei um eine Suppe handelt, bei der Sie alle Zutaten vertragen, versuchen Sie eine doppelte Portion zu erhalten. Mit einem Stück Brot haben Sie eine komplette kleine Mahlzeit.
- Geschmortes und gekochtes Fleisch wie Rinderbraten oder Tafelspitz sind besser zu vertragen als scharf angebratenes Fleisch.
- Fischgerichte sind gedünstet oder gegrillt meist sehr leicht verdaulich – am besten ein- bis zweimal pro Woche.
- Als Beilage sind Pellkartoffeln, Salzkartoffeln, Nudeln und Reis die optimalen Begleiter.
- Möglichst nicht auf die Gemüsebeilage verzichten: Möhre, Fenchel, Zucchini oder auch Brokkoli und Kohlrabi werden oft angeboten und von den meisten vertragen.
- Als Desserts sind Joghurt, Quarkspeisen oder frisches Obst die richtige Wahl.
- Und nicht vergessen, trinken Sie zum Essen. Am besten ein stilles Mineralwasser.
- Meiden sollten Sie Frittiertes sowie Paniertes.
- Finger weg von Aufläufen und Gratins. Sie sind oft Kalorienbomben und liegen schwer im Magen.

Wie verhalte ich mich im Restaurant?

Wählen Sie das Restaurant selbst aus, wissen Sie, worauf Sie sich einlassen. Werden Sie eingeladen und ist das Restaurant Ihnen unbekannt, sollten Sie nicht allzu große Angst vor bösen Überraschungen haben. Es findet sich immer etwas, das Sie vertragen. Selbst in Fast-Food-Ketten können Sie zur Not einen Salat essen.
Für Sie als Reizdarm-Patient ist es besonders wichtig, nicht völlig ausgehungert ein Restaurant zu besuchen. Ein leerer Magen kann zu einer übermütigen Bestellung führen und nach dem langen bewussten Warten auf das Essen isst man meist zu schnell.

Studieren Sie die Speisekarte gut. Unklarheiten bezüglich der Zutaten sollten vor der Bestellung mit dem Kellner abgeklärt werden und kleine Änderungen sind meist möglich. Und haben Sie auch den Mut und fragen Sie nach halben Portionen. Denn oft sind die Mengen viel zu groß und man isst mehr als nötig. Lassen Sie sich nicht von anderen dazu drängen oder überreden, etwas anderes zu essen oder zu trinken, als Sie geplant haben.

Gemeinsam statt einsam: Selbsthilfegruppe

Selbsthilfegruppen sind eine gute Anlaufstelle, wenn es um ein Problem geht, mit dem man neu konfrontiert wurde. Hier trifft man Gleichgesinnte, die die anfänglichen Schwierigkeiten persönlich kennen und daher sich sehr gut in Ihre Situation einfühlen können. Sie erhalten von anderen wertvolle Hinweise, wie sie mit ihrer Krankheit umgegangen sind, und können auch anderen helfen. Ängste und Sorgen, die Gesunde vielleicht nicht so gut nachempfinden können, lassen sich meist mit anderen Betroffenen besser besprechen. Hier lässt sich anfragen, ob es in Ihrer Nähe eine örtliche Selbsthilfegruppe zum Reizdarm-Syndrom gibt:

Deutsche Reizdarmselbsthilfe e. V.
Mörikeweg 2
31303 Burgdorf
Tel. (05136) 89 61 06
Fax: (05136) 87 36 62

Professionelle Hilfe bei Ernährungsfragen:

Suche nach einer selbstständigen Ernährungsberaterin:

Verband der Diplom Oecotrophologen (VDOe)
Reuterstr. 161
53113 Bonn
Tel. (0228) 28 92 20
www.vdoe.de

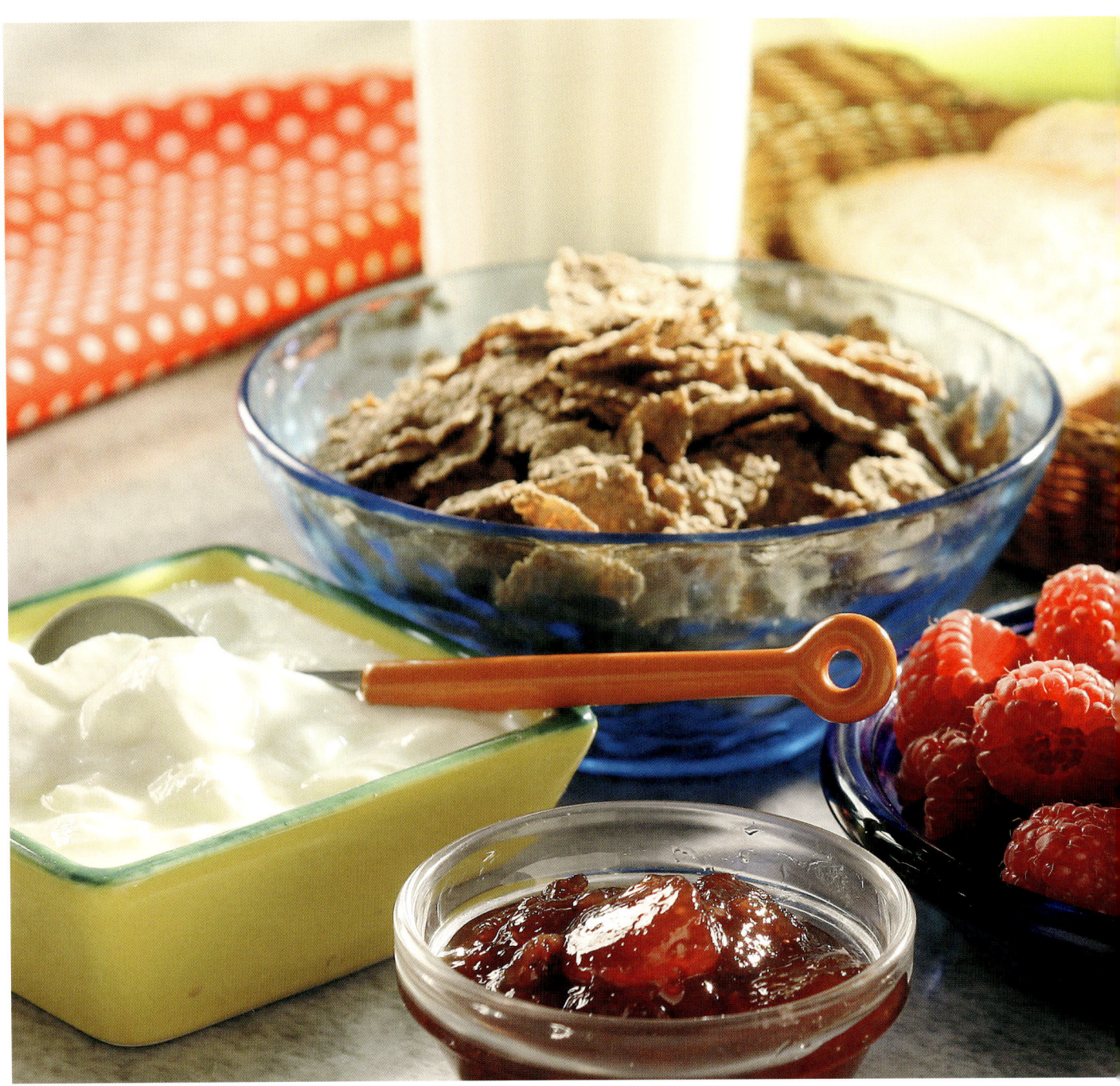

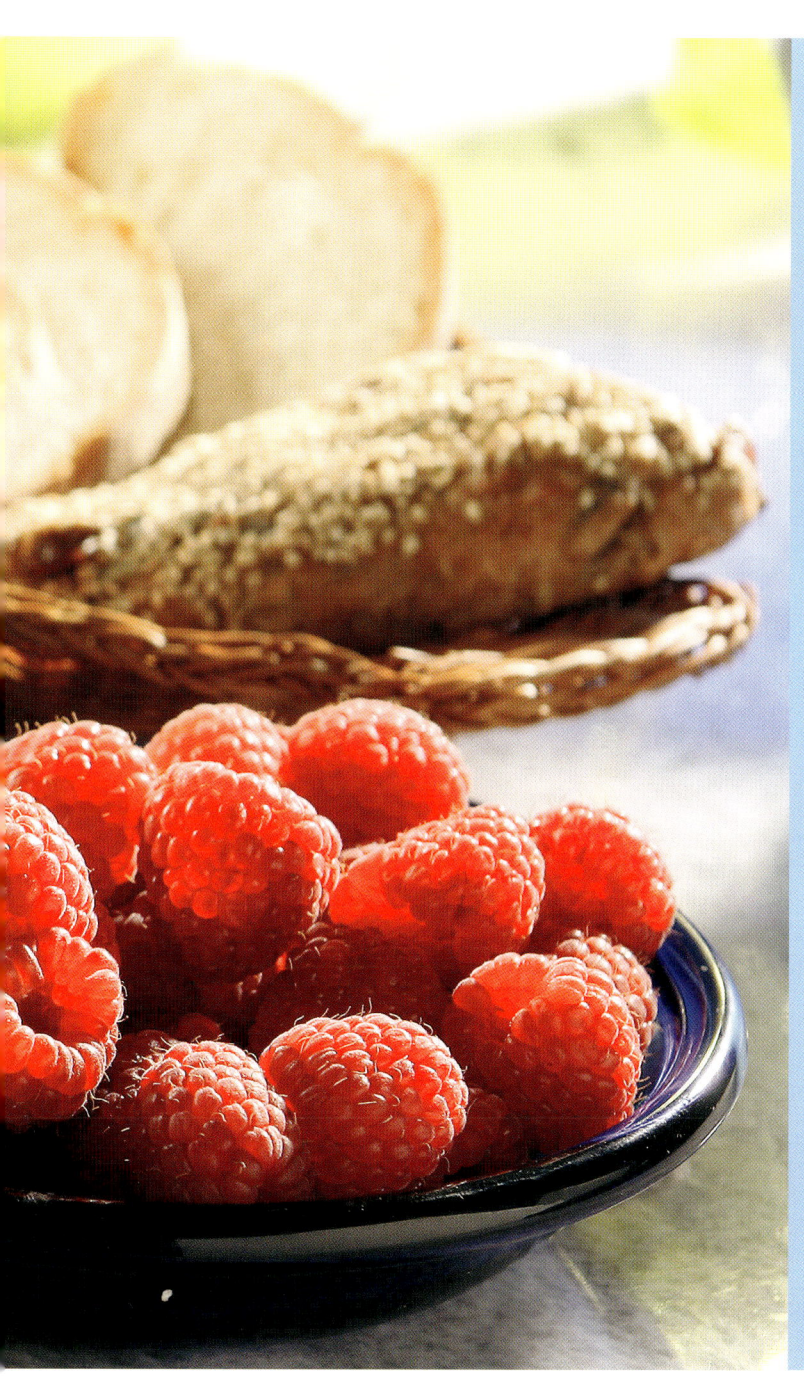

Frühstücks-
ideen

O-TYP Besonders geeignet für den Obstipations-Typ

D-TYP Besonders geeignet für den Diarrhö-Typ

arm an Laktose

enthält kein Gluten

arm an Fruktose

Frischkornmüsli

Der Aufwand lohnt sich: Ein Müsli aus frischem Korn schmeckt einfach herrlich.

2 Portionen · über Nacht einweichen

- 6 EL Getreidekörner (z. B. Hafer oder auch eine Mischung)
- 4–6 getrocknete Pflaumen, entsteint
- 1 großer Apfel
- 1 EL Mandelstifte
- 100 ml Milch (3,5 % Fett)

▪ Die Getreidekörner mit einer Getreidemühle schroten. Das Schrot über Nacht in Wasser quellen lassen. Die getrockneten Pflaumen würfeln und ebenfalls in Wasser über Nacht quellen lassen.

▪ Den Apfel abspülen, vom Kerngehäuse befreien und in kleine Würfel schneiden. Die Mandelstifte in einer beschichteten Pfanne ohne Fett goldgelb rösten. Das Schrot, die Pflaumen mit Apfel, Mandeln und der Milch vermischen.

Tipp
Wer unter einer Laktoseintoleranz leidet, sollte anstelle von Milch besser Joghurt, Kefir oder Buttermilch verwenden.

Nährwerte pro Portion:
230 kcal/970 kJ, 6 g Eiweiß, 6 g Fett, 38 g Kohlenhydrate, 7 g Ballaststoffe

Bananen-Flockenmüsli

Schnell, lecker, alles drin – was will man mehr von einem Müsli?

2 Portionen · preisgünstig

- 1 Banane
- 250 g Naturjoghurt (3,5 % Fett)
- 6 EL Getreideflocken (z. B. Gersten- und Haferflocken)
- 1 TL Honig

▪ Die Bananen schälen und in Scheiben schneiden. Zusammen mit dem Joghurt, den Getreideflocken und Honig mischen. Auf zwei Schüsseln verteilen.

Tipp
Wer mit dem Gewicht zu kämpfen hat, sollte anstelle von Milchprodukten aus Vollmilch mit 3,5 % Fett lieber auf Produkte mit 1,5 % Fett umsteigen. Die fettärmeren Milchprodukte enthalten ebenso viele Mineralstoffe und Vitamine wie Vollmilchprodukte und sind keine Light-Mogelpackung.

Nährwerte pro Portion:
220 kcal/940 kJ, 7 g Eiweiß, 5 g Fett, 36 g Kohlenhydrate, 4 g Ballaststoffe

Müsli

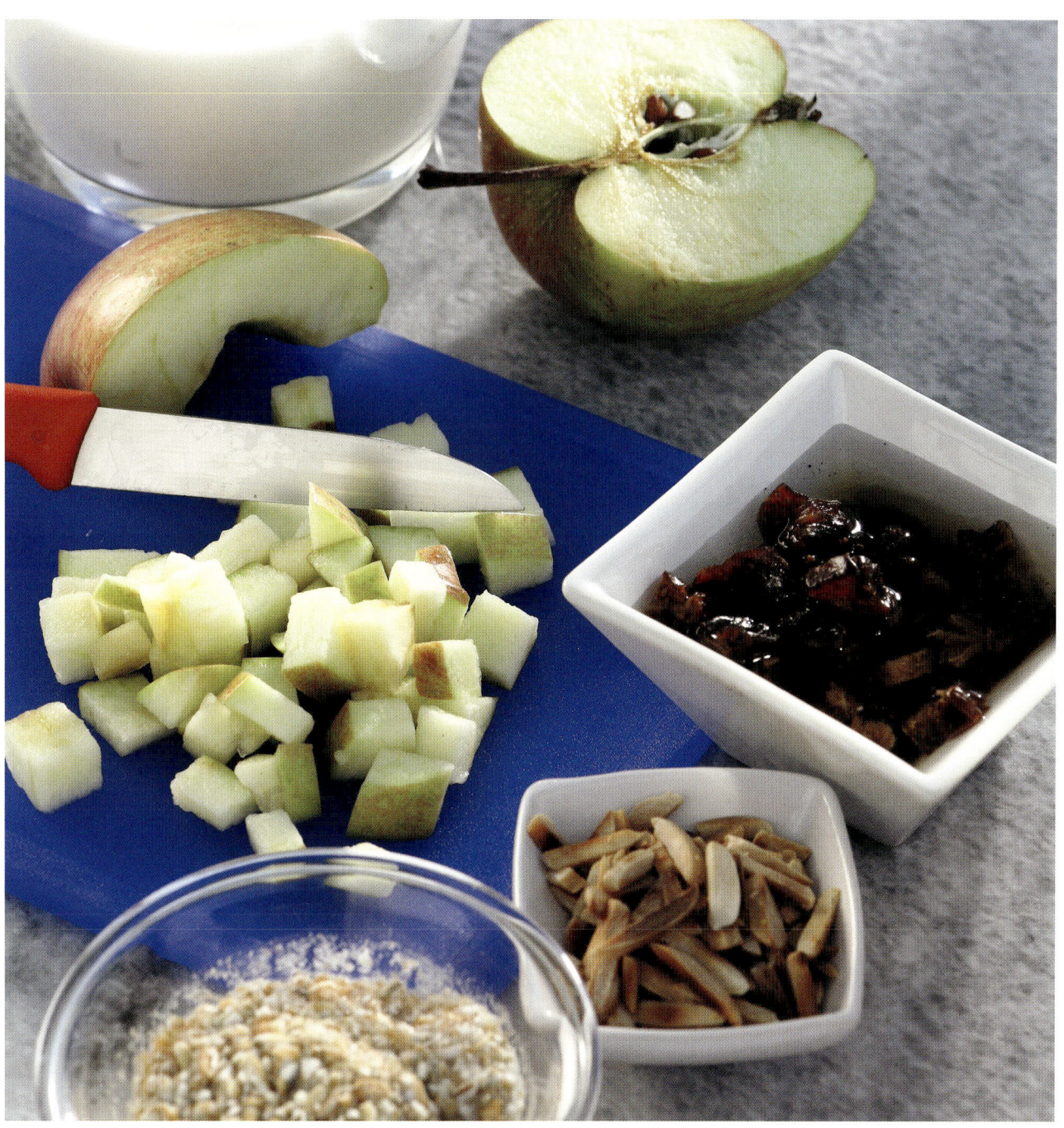
▲ Frischkornmüsli

Start in den Tag

Obstsalat mit Pistazienjoghurt

Perfekt für ein Sonntagsfrühstück im Bett!

2 Portionen · gelingt leicht

2	Kiwis
1	Banane
100 g	Erdbeeren
2	Orangen
150 g	Joghurt
1 EL	Birnendicksaft
2 EL	Pistazienkerne, gehackt

- Die Kiwi und die Banane schälen, den Apfel abspülen und vom Kerngehäuse befreien. Die Erdbeeren abspülen und die Stielansätze entfernen. Das Obst in gleich große Stücke schneiden.

- Die Orange sorgfältig schälen, dabei die weiße Haut vollständig entfernen. Die Orangenfilets aus den Zwischenhäuten herausschneiden und eventuell halbieren. Den austretenden Orangensaft dabei auffangen und mit dem Joghurt und Birnendicksaft verrühren.

- Das Obst auf zwei Schälchen verteilen und mit der Joghurtsauce überziehen. Das Ganze mit den gehackten Pistazienkernen bestreuen.

Tipp

Servieren Sie den Obstsalat sofort, denn wenn Kiwi und Milchprodukte über einen längeren Zeitraum Kontakt haben, wirkt sich das auf den Geschmack aus. Die Enzyme der Kiwi zerlegen das Eiweiß in den Milchprodukten und dabei wird das Gericht sauer und bitter.

Nährwerte pro Portion:
280 kcal/1170 kJ, 7 g Eiweiß, 6 g Fett, 45 g Kohlenhydrate, 8 g Ballaststoffe

MEHR WISSEN

Bananen heben die Stimmung

Häufig wird das in Bananen enthaltene Serotonin selbst dafür verantwortlich gemacht, was jedoch nicht stimmt. Das mit der Nahrung aufgenommene Serotonin kann nicht ins Gehirn gelangen und somit nicht stimmungsverbessernd wirken. Dennoch kann sich nach dem Verzehr von Bananen die Laune verbessern. Denn die in den Bananen enthaltenen Kohlenhydrate bewirken, dass die Eiweißgrundsubstanz, aus der Serotonin im Gehirn aufgebaut wird, bevorzugt ins Gehirn gelangt und somit vermehrt Serotonin im Gehirn gebildet werden kann.

Obst

Beeren-Quark-Creme

Ein bärenstarkes Frühstücksrezept – das gibt Power!

2 Portionen · gelingt leicht

- 300 g Magerquark
- 100 ml Orangensaft
- 250 g Beerenobst (z. B. Erdbeeren, Himbeeren, Brombeeren)
- 2 EL Leinsamen

▪ Den Magerquark mit dem Orangensaft anrühren. Von den Beeren Stielansätze entfernen. Die Beeren abbrausen, trocken tupfen und unter die Quarkcreme rühren. Mit dem Leinsamen bestreuen.

Tipp

Leinsamen und Beeren sind eine ideale Kombination für den Darm. Sie helfen bei Magen-Darm-Beschwerden und regen die Darmperistaltik auf natürliche Art an.

Nährwerte pro Portion:
260 kcal/1100 kJ, 24 g Eiweiß, 4 g Fett, 30 g Kohlenhydrate, 5 g Ballaststoffe

Vollkornbrot mit Tomaten-Hüttenkäse

Wer mag da nicht gerne kräftig zubeißen?

2 Portionen · geht schnell

- 4 Scheiben Vollkornbrot
- 100 g Hüttenkäse (Magerstufe)
- 4 Tomaten
- schwarzer Pfeffer, frisch gemahlen

▪ Die Brotscheiben mit dem Hüttenkäse bestreichen. Die Tomaten abspülen, vom Stielansatz befreien und in dünne Scheiben schneiden. Die Tomaten auf die Brotscheiben verteilen und mit Pfeffer würzen.

Nährwerte pro Portion:
210 kcal/880 kJ, 13 g Eiweiß, 2 g Fett, 35 g Kohlenhydrate, 8 g Ballaststoffe

Start in den Tag

Pikante Avocado-Buttermilch

Die Nacht war kurz! Kein Problem: Dieser Drink weckt müde Lebensgeister.

2 Portionen · gelingt leicht

- ½ Bund Schnittlauch
- ½ Bund Dill
- ½ Avocado
- ½ kleine Salatgurke
- 300 g Buttermilch
  Saft von ½ Zitrone
  Salz | Pfeffer, frisch gemahlen

▎ Den Schnittlauch und den Dill abspülen und trocken tupfen. Den Schnittlauch in feine Röllchen schneiden. Den Dill von den Stielen zupfen und klein hacken. Das Fruchtfleisch der Avocado aus der Schale herauslösen.

▎ Die Salatgurke schälen und in grobe Stücke schneiden. Gurkenstücke und Avocadofleisch zusammen mit den gehackten Kräutern und der Buttermilch pürieren. Den Drink mit Zitronensaft, Salz und Pfeffer abschmecken. In zwei Gläser füllen und sofort servieren.

Nährwerte pro Glas:

180 kcal/760 kJ, 7 g Eiweiß, 13 g Fett, 9 g Kohlenhydrate, 3 g Ballaststoffe

Knäckebrot mit Möhren-Frischkäse

Das richtige Frühstück für Mümmelmänner!

2 Portionen · geht schnell

- 4 Scheiben Vollkornknäckebrot
- 50 g Frischkäse
- 2–3 Möhren
- 1 dünne Scheibe Ingwer
- 1 TL Honig

▎ Die Knäckebrotscheiben mit dem Frischkäse bestreichen. Die Möhren abspülen, putzen und raspeln. Den Ingwer schälen und sehr fein hacken. Zusammen mit dem Honig unter die Möhren mischen und auf den Brotscheiben verteilen.

Nährwerte pro Portion:

170 kcal/710 kJ, 6 g Eiweiß, 6 g Fett, 21 g Kohlenhydrate, 5 g Ballaststoffe

Shakes

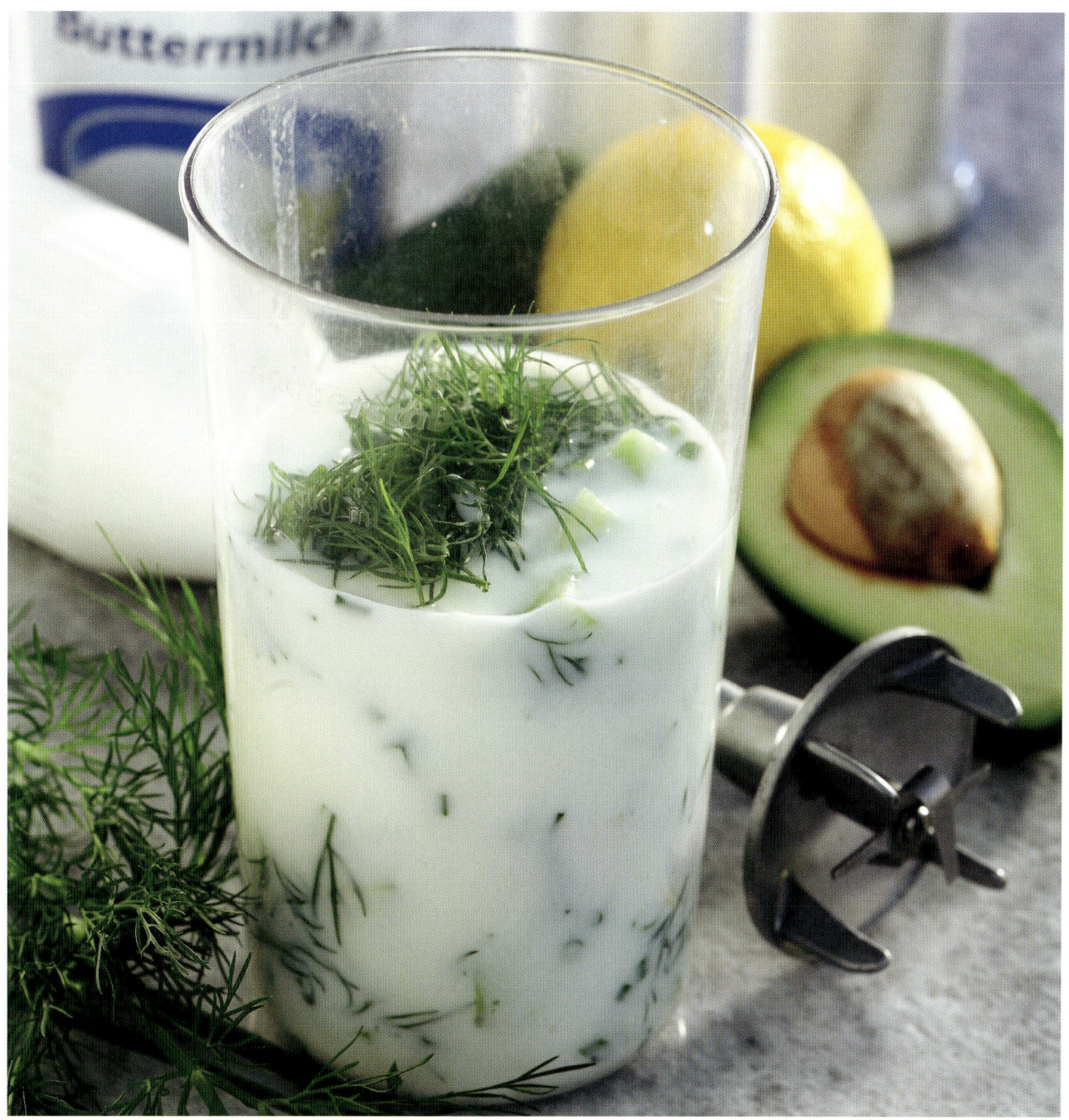

▲ Pikante Avocado-Buttermilch

Start in den Tag

Ananas-Erdbeer-Drink

2 Gläser · geht schnell

- 150 g Erdbeeren
- 100 ml Ananassaft
- 1 EL Honig
- 250 ml Kefir

■ Die Erdbeeren abspülen und putzen. Bis auf zwei schöne Erdbeeren zusammen mit dem Ananassaft und dem Honig pürieren. Kefir hinzugießen und das Ganze auf niedrigster Stufe mixen. Den Drink in zwei Gläser füllen und auf den Rand des Glases jeweils eine Erdbeere setzen.

Nährwerte pro Glas:

145 kcal/600 kJ, 5 g Eiweiß, 2 g Fett, 23 g Kohlenhydrate, 1 g Ballaststoffe

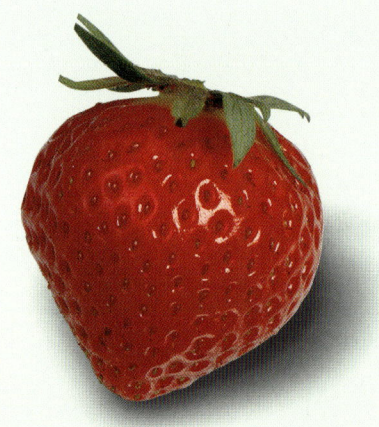

Milder Pflaumen-Zimt-Drink

2 Portionen · gelingt leicht

- 150 g Pflaumen
- 300 g Joghurt (3,5 % Fett)
- 2 TL Honig
- 100 ml Apfelsaft
- Zimtpulver

■ Die Pflaumen abspülen, abtropfen lassen, halbieren und von Steinen und Stielen befreien. Die Pflaumen zusammen mit dem Joghurt, Honig und Apfelsaft pürieren. Das Ganze mit etwas Zimt abschmecken. Die Drinks in zwei Gläser füllen und sofort servieren.

Nährwerte pro Glas:

190 kcal/790 kJ, 6 g Eiweiß, 6 g Fett, 26 g Kohlenhydrate, 1 g Ballaststoffe

Erdbeer-Joghurt-Shake

2 Portionen · gelingt leicht

- 200 g Erdbeeren
- 100 ml Birnensaft
- 200 g Joghurt (3,5 % Fett)

■ Die Erdbeeren abspülen, verlesen, die Stielansätze entfernen und auf einem Sieb abtropfen lassen. Die Erdbeeren mit dem Birnensaft und Joghurt pürieren. Den Shake in Gläser füllen und sofort servieren.

Nährwerte pro Glas:

110 kcal/450 kJ, 4 g Eiweiß, 3 g Fett, 15 g Kohlenhydrate, 2 g Ballaststoffe

Shakes

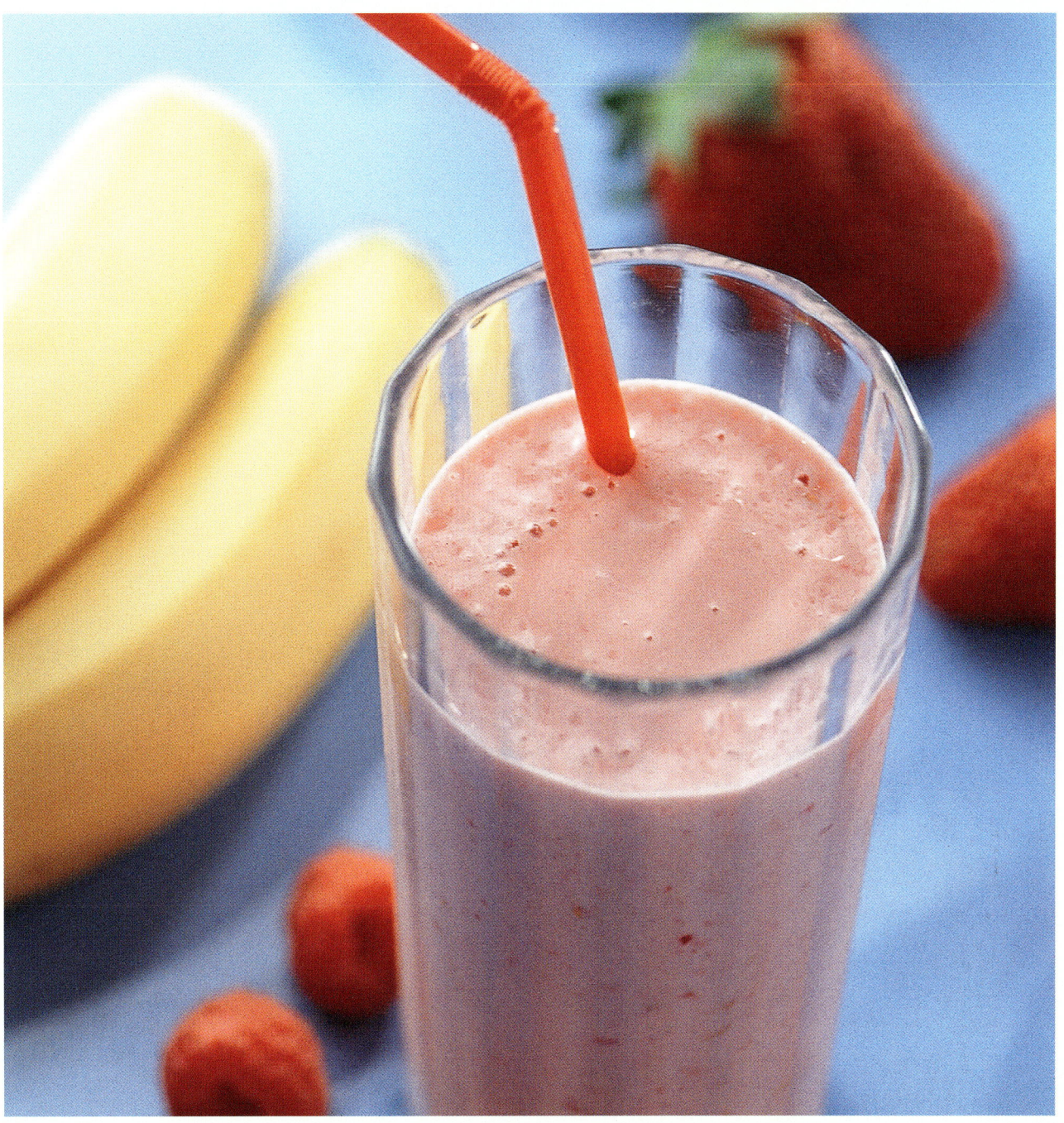

▲ Erdbeer-Joghurt-Shake

Start in den Tag

Orangen-Kiwi-Drink

2 Gläser · geht schnell

- ½ Mango
- 2 Kiwis
- 3 Orangen
- 4 EL Instant-Haferflocken

▌ Die Mango schälen, Fruchtfleisch vom Stein lösen. Eine Kiwi halbieren und zwei dünne Scheiben abschneiden. Den Rest und die zweite Kiwi schälen und würfeln. Mango- und Kiwistücke pürieren. Die Orangen auspressen. Orangensaft und die Instant-Haferflocken in den Mixer geben und auf niedrigster Stufe mixen. Drinks mit je einer Kiwischeibe garnieren.

Nährwerte pro Glas:

220 kcal/920 kJ, 4 g Eiweiß, 2 g Fett, 41 g Kohlenhydrate, 2 g Ballaststoffe

Gute-Laune-Drink

2 Portionen · geht schnell

- 1 Orange
- 1 Banane
- 200 ml heller Traubensaft

▌ Die Orange halbieren und den Saft auspressen. Die Banane schälen und zusammen mit dem Orangensaft und Traubensaft pürieren. In Gläser füllen und sofort trinken.

Nährwerte pro Glas:

180 kcal/750 kJ, 2 g Eiweiß, 0 g Fett, 39 g Kohlenhydrate, 3 g Ballaststoffe

---

MEHR WISSEN

Ohne Frühstück fängt der Tag schlecht an

Auch wenn Sie zu den Frühstücksmuffeln zählen, sollten Sie ein kleines Frühstück in Zukunft einplanen und keine weiteren Ausreden zulassen. Wer nicht richtig essen bzw. kauen mag, sollte es mit Shakes versuchen. Mit ihnen decken Sie schon die erste Gemüse- bzw. Obstportion von den idealen fünf pro Tag ab. Auch der regelmäßige Start in den Tag mit einem Sauermilchprodukt wie Joghurt, Dickmilch oder Kefir bringt Ihren Darm in Schwung. Wer unter Verstopfung leidet, kann zusätzlich 1 EL Weizenkleie, Leinsamen einrühren oder auch eingeweichte, getrocknete Pflaumen in den süßen Drinks genießen.

Shakes

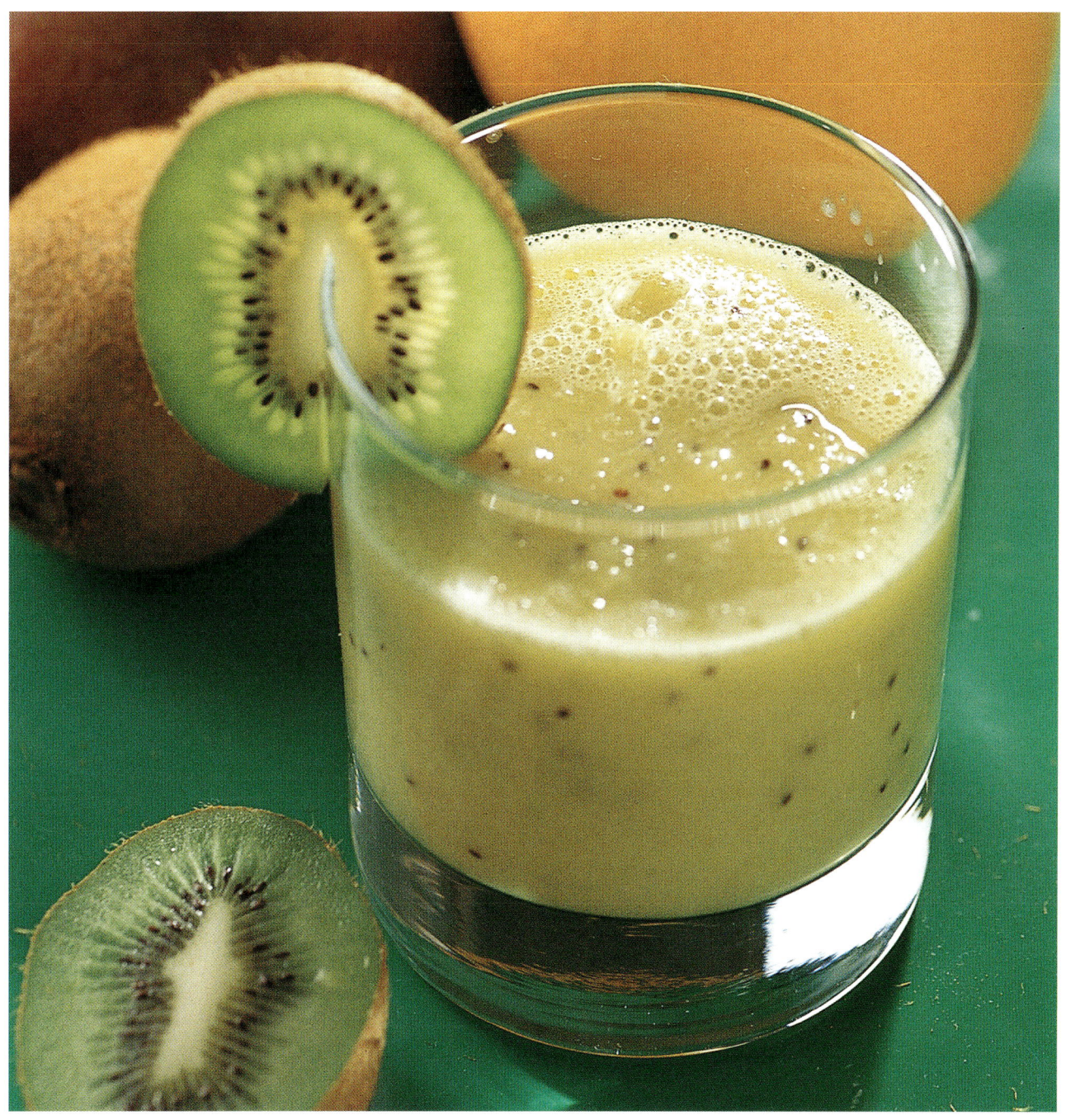

▲ Orangen-Kiwi-Drink

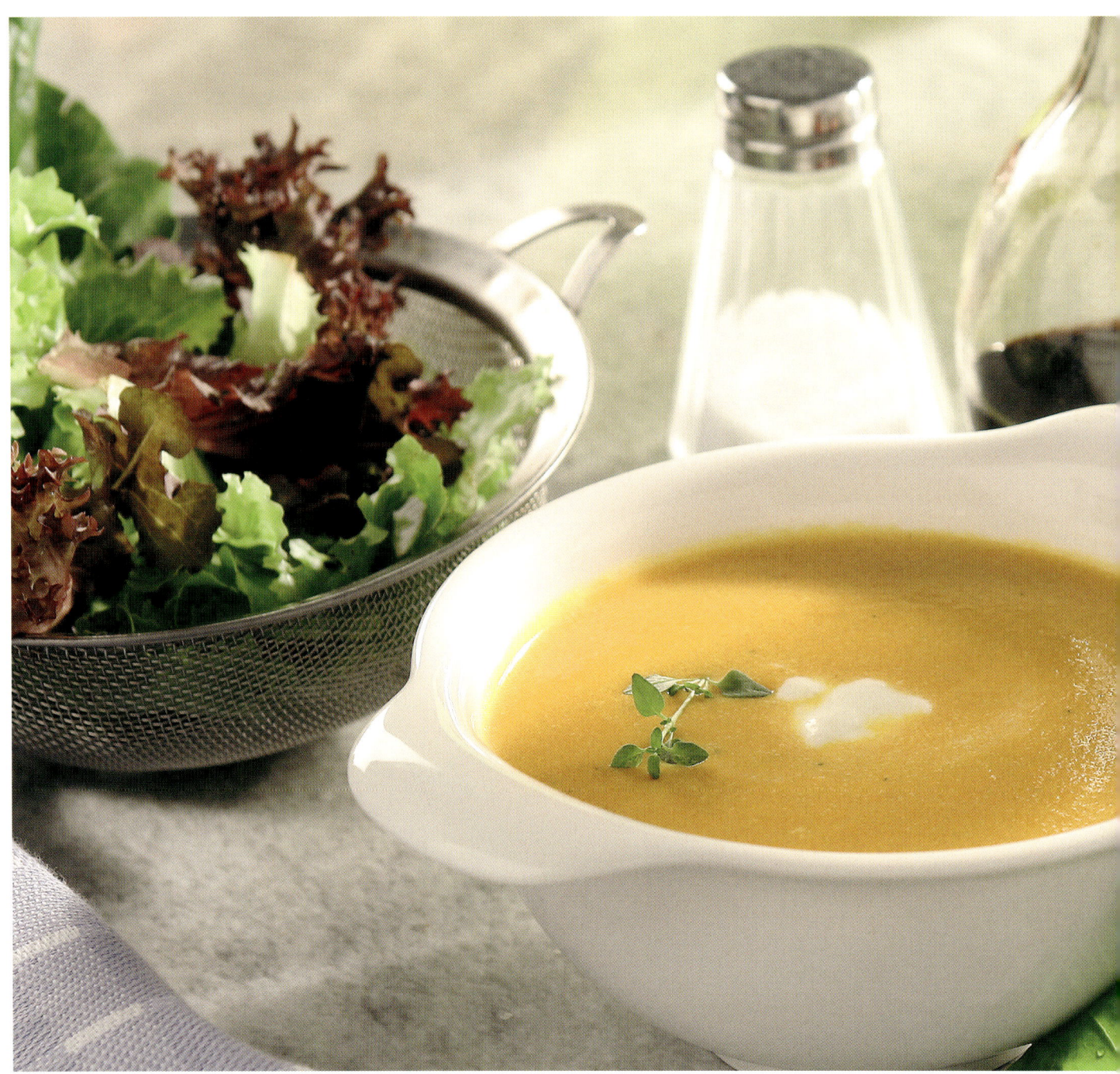

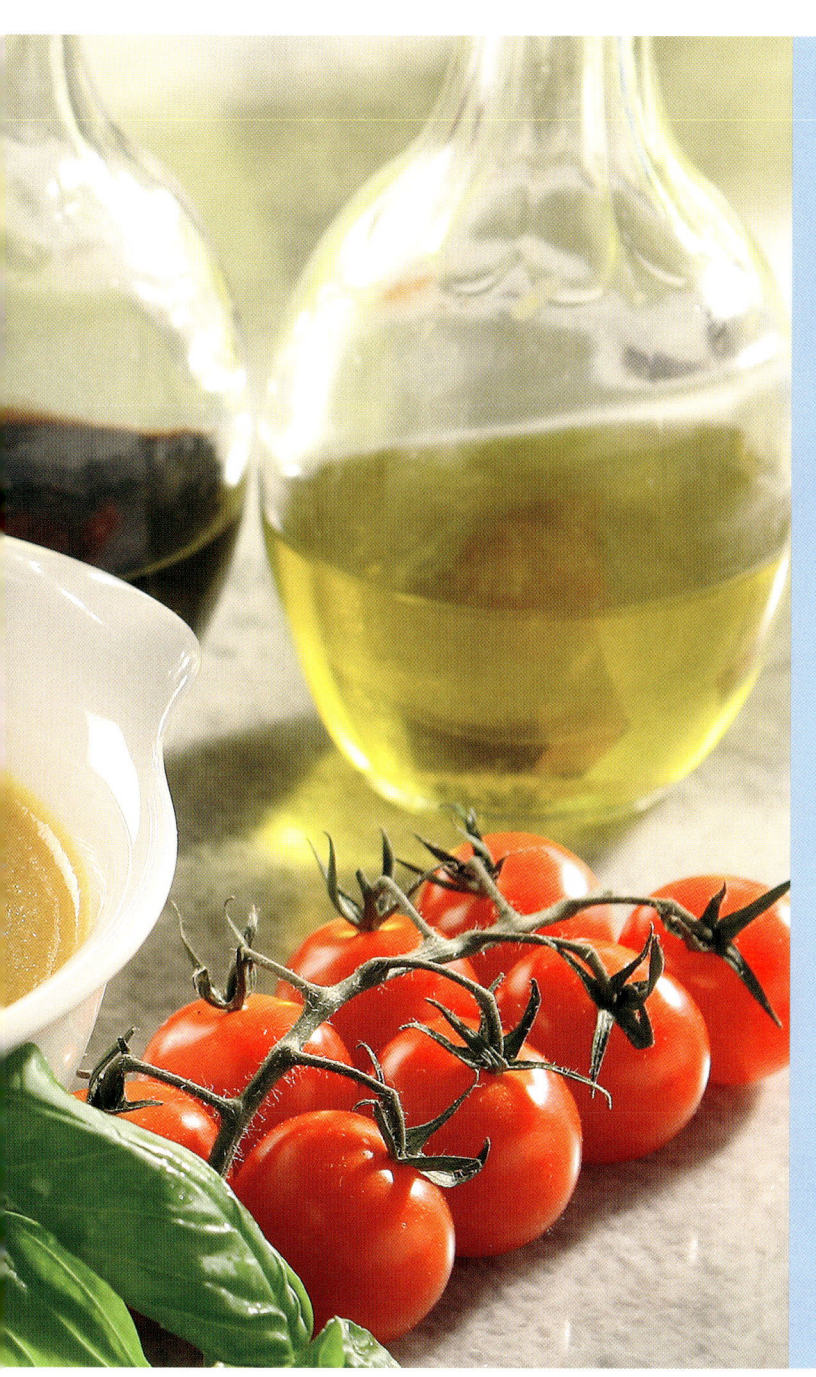

Warme und kalte Kleinigkeiten

Leckeres für zwischendurch

Kohlrabitörtchen

Kohlrabi schmeckt am besten im Frühling, da ist er dann besonders zart.

8 Stück · braucht etwas mehr Zeit

200 g	Mehl (Type 550)
	Salz | Pfeffer, frisch gemahlen
100 g	Butter
1	Eigelb
600 g	junge Kohlrabi
100 g	Schafskäse
200 g	Joghurt
2	Eier
	getr. Erbsen oder Bohnen zum Blindbacken
	Petersilie zum Garnieren

▌ Aus Mehl, ½ Teelöffel Salz, in Stücken geschnittener Butter, Eigelb und 3 Esslöffeln kaltem Wasser einen glatten Teig kneten. Acht kleine Förmchen mit Butter ausfetten. Den Teig auf einer bemehlten Arbeitsfläche dünn ausrollen. Acht Kreise (Ø je etwa 13 cm) ausstechen, diese in die Förmchen legen, leicht andrücken und die Böden mehrmals einstechen. Etwa 30 Min. kalt stellen.

▌ Inzwischen die Kohlrabi schälen, vierteln und in hauchdünne Scheiben hobeln. Das zarte Grün abspülen, fein hacken und unter die Scheibchen mischen. Salzen und pfeffern. Den Ofen auf 200 Grad (Umluft 170 Grad) vorheizen.

▌ Den Teig auf der untersten Schiene etwa 10 Min. blindbacken. Den Käse mit einer Gabel zerdrücken und zusammen mit dem Joghurt und den beiden Eiern verrühren. Die Teigböden etwas auskühlen lassen und mit Kohlrabi belegen. Den Guss darübergeben und die Törtchen auf der untersten Schiene etwa 30 Min. backen. Mit Petersilie garniert servieren.

Nährwerte pro Portion:
260 kcal/1100 kJ, 9 g Eiweiß, 16 g Fett, 21 g Kohlenhydrate, 2 g Ballaststoffe

Aus dem Backofen

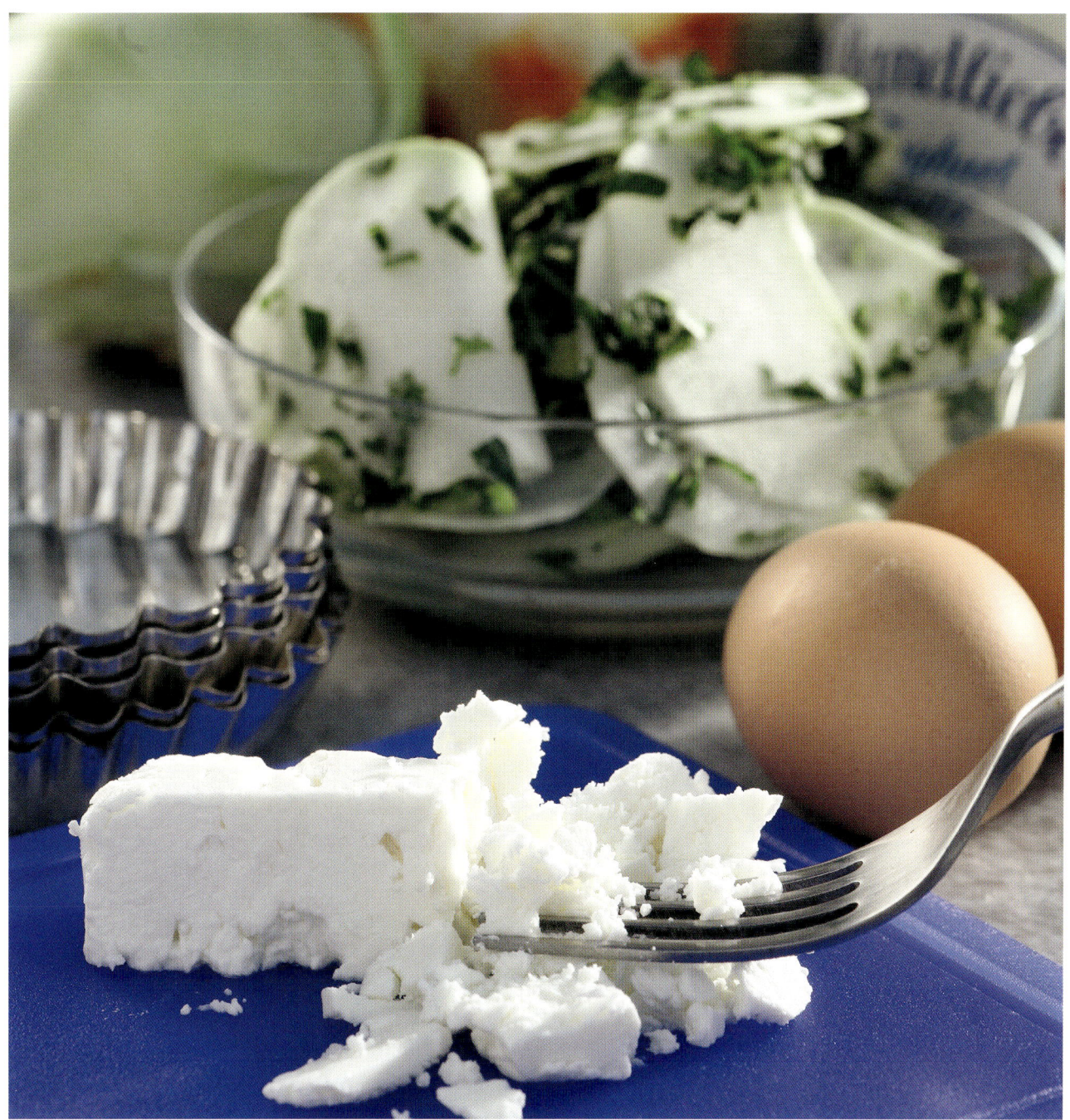

Leckeres für zwischendurch

Fencheltoast

Italien lädt zu Tisch: würziger Fenchel mit nussig feinen Pinienkernen.

2 Portionen · braucht etwas mehr Zeit

- 1 kleine Fenchelknolle
- 1 kleine Zwiebel
- 1 EL Olivenöl
- 1 EL Pinienkerne
- Salz | Pfeffer, frisch gemahlen
- 2 Scheiben Vollkorntoast
- 10 g Butter
- 75 g Mozzarella

- Den Backofen auf 200 Grad (Umluft 180 Grad) vorheizen. Die Fenchelknolle abspülen und putzen. Das zarte Fenchelgrün fein wiegen und die Knollen der Länge nach in Streifen schneiden. Die Zwiebel abziehen, würfeln und im heißen Öl anbraten.

- Die Fenchelstreifen dazugeben und bei milder Temperatur etwa 10 Min. zugedeckt schmoren lassen. Pinienkerne und Rosinen dazugeben und alles mit Salz und Pfeffer würzen. Die Toasts rösten und jeweils dünn mit Butter bestreichen.

- Den Mozzarella in Scheiben schneiden. Fenchel und Mozzarella auf den Toasts verteilen. Die Toasts auf der zweiten Schiene von oben etwa 10 Min. im Backofen überbacken. Vor dem Servieren mit dem Fenchelgrün garnieren.

Nährwerte pro Portion:

290 kcal/1120 kJ, 15 g Eiweiß, 18 g Fett, 15 g Kohlenhydrate, 5 g Ballaststoffe

Ananas-Sauerkraut-Toast

Fast wie der klassische Toast Hawaii, nur viel raffinierter!

2 Portionen · einfach zuzubereiten

- 4 Scheiben Ananas aus der Dose
- 20 g Butter
- etwas Cayennepfeffer
- 4 Scheiben Vollkorntoastbrot
- 200 g Sauerkraut
- 4 kleine Scheiben Gouda

- Den Backofen auf 200 Grad (Umluft 180 Grad) vorheizen. Die Ananasscheiben in einer Pfanne in der Hälfte der Butter von beiden Seiten kurz anbraten. Vorsichtig mit Cayennepfeffer würzen.

- Den Toast anrösten. Mit der Butter bestreichen. Je eine Ananasscheibe darauflegen. Das Sauerkraut auf den Toastscheiben verteilen und mit dem Käse belegen und im Backofen etwa 15 Min. goldgelb überbacken.

Nährwerte pro Portion:

340 kcal/1440 kJ, 16 g Eiweiß, 17 g Fett, 30 g Kohlenhydrate, 7 g Ballaststoffe

Aus dem Backofen

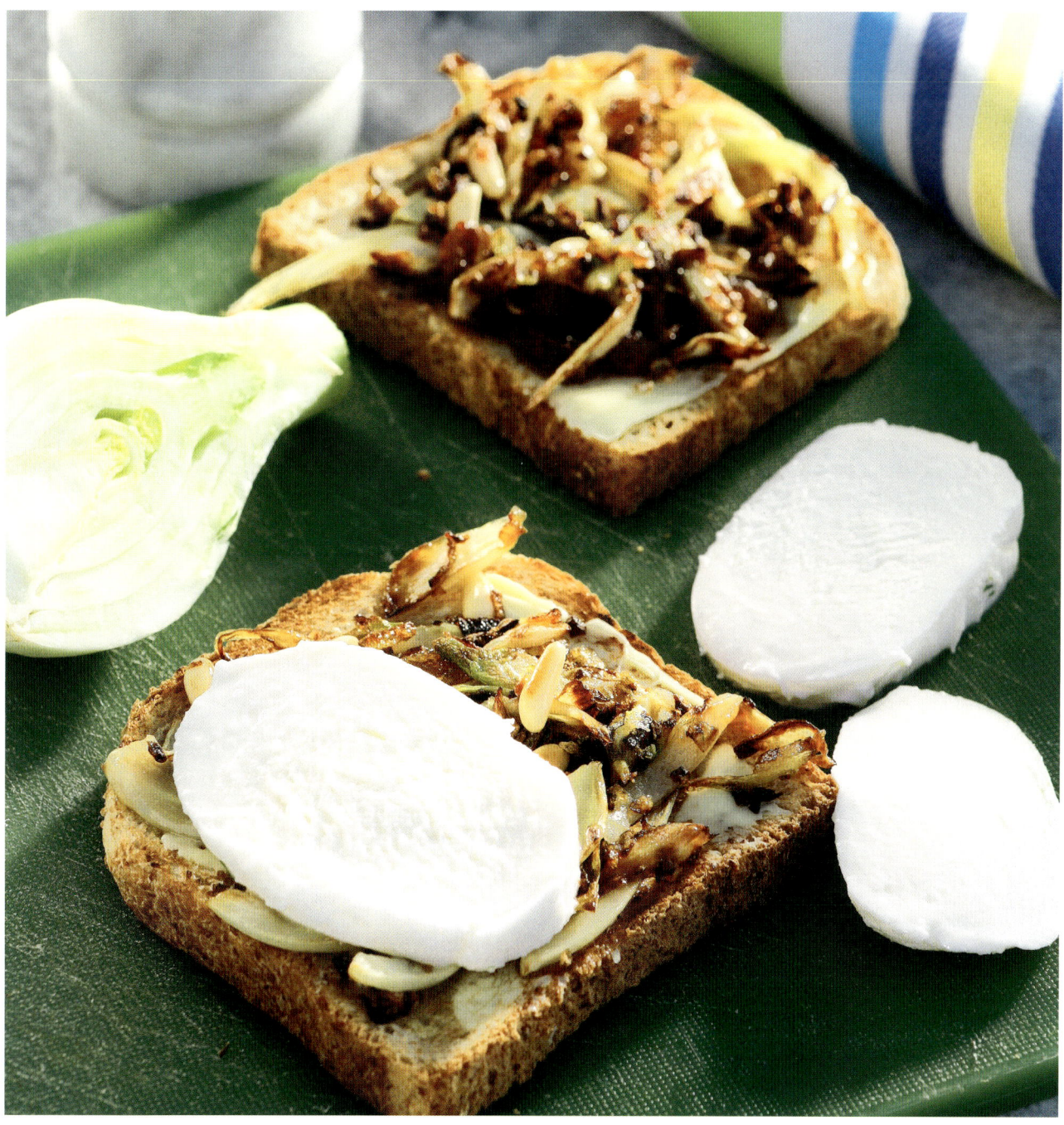

▲ Fencheltoast

Leckeres für zwischendurch

Geschmorte Paprikastreifen

Ohne Haut sind Paprika meist besser verträglich!

2 Portionen · preisgünstig

- 2 rote oder gelbe Paprikaschoten
- etwas Olivenöl
- Salz | Pfeffer, frisch gemahlen
- 1 TL Kräuter der Provence
- 1 EL Zitronensaft

▮ Die Paprikaschoten abspülen, trocken tupfen und unter dem Grill bei höchster Stufe erhitzen, bis die Haut braun wird. Die Schoten herausnehmen und in ein kaltes, nasses Tuch geben. Die Haut abziehen, die Paprika putzen und in Streifen schneiden.

▮ Eine beschichtete Pfanne mit Öl einpinseln und die Paprikaschoten darin weich braten. Mit Salz, Pfeffer und Kräutern der Provence würzen. Mit etwas Zitronensaft beträufeln. Lauwarm oder kalt servieren.

Nährwerte pro Portion:
40 kcal/160 kJ, 2 g Eiweiß, 2 g Fett, 6 g Kohlenhydrate, 2 g Ballaststoffe

Tomaten-Basilikum-Teller

Besonders an heißen Sommertagen sehr beliebt

2 Portionen · preisgünstig

- 4–6 Tomaten
- ½ Bund Basilikum
- Salz | Pfeffer, frisch gemahlen
- 1 EL Olivenöl
- 1 TL Aceto Balsamico

▮ Die Tomaten kurz überbrühen, häuten, dann klein schneiden und von den Stielansätzen befreien. Das Basilikum abspülen, trocken schütteln, die Blättchen von den Stielen zupfen und in feine Streifen schneiden. Basilikum zu den Tomaten geben. Mit Salz und Pfeffer würzen. Mit Olivenöl beträufeln und mit Balsamico besprühen.

Tipp
Sie können auch frische Champignonscheiben und/oder gewürfelten Weichkäse zu den Tomaten geben.

Nährwerte pro Portion:
100 kcal/410 kJ, 4 g Eiweiß, 5 g Fett, 10 g Kohlenhydrate, 2 g Ballaststoffe

Gemüse

Folienkartoffel mit rotem Sauerkraut

Nicht nur für zwischendurch: passt auch prima zum Steak.

- Die Kartoffeln abspülen, gründlich bürsten und mit einer Gabel mehrmals einstechen. Etwa 10 Min. in der Mikrowelle bei 600 Watt vorgaren. Den Backofen auf 200 Grad (Umluft 180 Grad) vorheizen. Die Kartoffeln in Alufolie wickeln und auf mittlerer Schiene etwa 40 Min. garen.

- Petersilie und Schnittlauch abspülen. Petersilie fein hacken, Schnittlauch in Röllchen schneiden. Das Öl in einem Topf erhitzen. Das Sauerkraut hineingeben und darin schmoren. Die Brühe esslöffelweise angießen. Zum Schluss Tomatenmark und Crème fraîche unter das Sauerkraut rühren. Mit Salz, Pfeffer und Kümmel würzen. Die Kartoffeln aus dem Ofen nehmen und die Kartoffeln kreuzweise einschneiden. Mit den Kräutern garnieren und das Sauerkraut dazu servieren.

2 Portionen · kinderleicht

2	große Kartoffeln (à 250 g)
¼	Bund glatte Petersilie
½	Bund Schnittlauch
1 EL	Olivenöl
300 g	Sauerkraut
100 ml	Gemüsebrühe
2 EL	Tomatenmark
50 g	Crème fraîche
½ TL	Salz
	schwarzer Pfeffer, frisch gemahlen
1 Msp.	Kümmel, gemahlen

TIPP
Falls Sie keine Mikrowelle haben, kochen Sie die Kartoffeln 10 bis 15 Min. vor oder backen Sie die Kartoffeln 2 Stunden im Ofen.

Nährwerte pro Portion:
380 kcal/1540 kJ, 10 g Eiweiß, 21 g Fett, 33 g Kohlenhydrate, 5 g Ballaststoffe

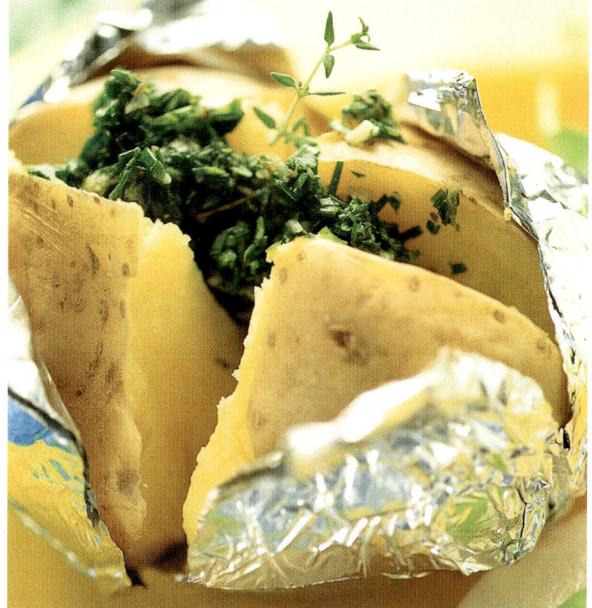

Leckeres für zwischendurch

Gefüllte Tomaten

Welch eine Überraschung! Was mag wohl in ihnen stecken?

2 Portionen · braucht etwas mehr Zeit

½	Zwiebel
1	Knoblauchzehe
1 EL	Butter
50 g	Vollkornreis
150 ml	Gemüsebrühe
2	Fleischtomaten (à 250 g)
100 g	aufgetauter Blattspinat
50 g	Feta, Schafskäse (70 % Fett)
	Salz	Pfeffer, frisch gemahlen

▌ Zwiebel und Knoblauch schälen, fein hacken und in der heißen Butter andünsten. Den Reis dazugeben, kurz anschwitzen und mit der Brühe ablöschen. Bei reduzierter Hitze etwa 25 Min. quellen lassen.

▌ Tomaten abspülen. Von jeder Tomate einen Deckel abschneiden und den Stielansatz daraus entfernen. Tomaten aushöhlen, das Fruchtfleisch fein würfeln. Den Backofen auf 200 Grad (Umluft 170 Grad) vorheizen.

▌ Den Spinat ausdrücken und fein hacken. Den Schafskäse zerbröseln, 2 Teelöffel davon beiseite stellen. Spinat und Schafskäse zusammen mit dem Fruchtfleisch der Tomaten unter den ausgequollenen Reis geben.

▌ Die Füllung mit Salz und Pfeffer abschmecken und in die Fleischtomaten füllen. Die Tomaten in eine Auflaufform setzen, den Deckel obenauf setzen und in die Löcher der Stielansätze den restlichen Schafskäse füllen. Auf mittlerer Schiene 20 Min. backen.

Beilage: Dieses Gericht macht alleine noch nicht satt. Reichen Sie dazu frisches Fladenbrot oder Baguette.

Tipp

Achten Sie beim Einkauf von Schafskäse darauf, dass er einen hohen Fettgehalt hat. Bei einer Fettgehaltsstufe von 70 % Fett in der Trockenmasse (F. i. Tr.) ist er auch nach dem Backen noch schön cremig.

Nährwerte pro Portion:
160 kcal/680 kJ, 7 g Eiweiß, 7 g Fett, 18 g Kohlenhydrate, 3 g Ballaststoffe

Gemüse

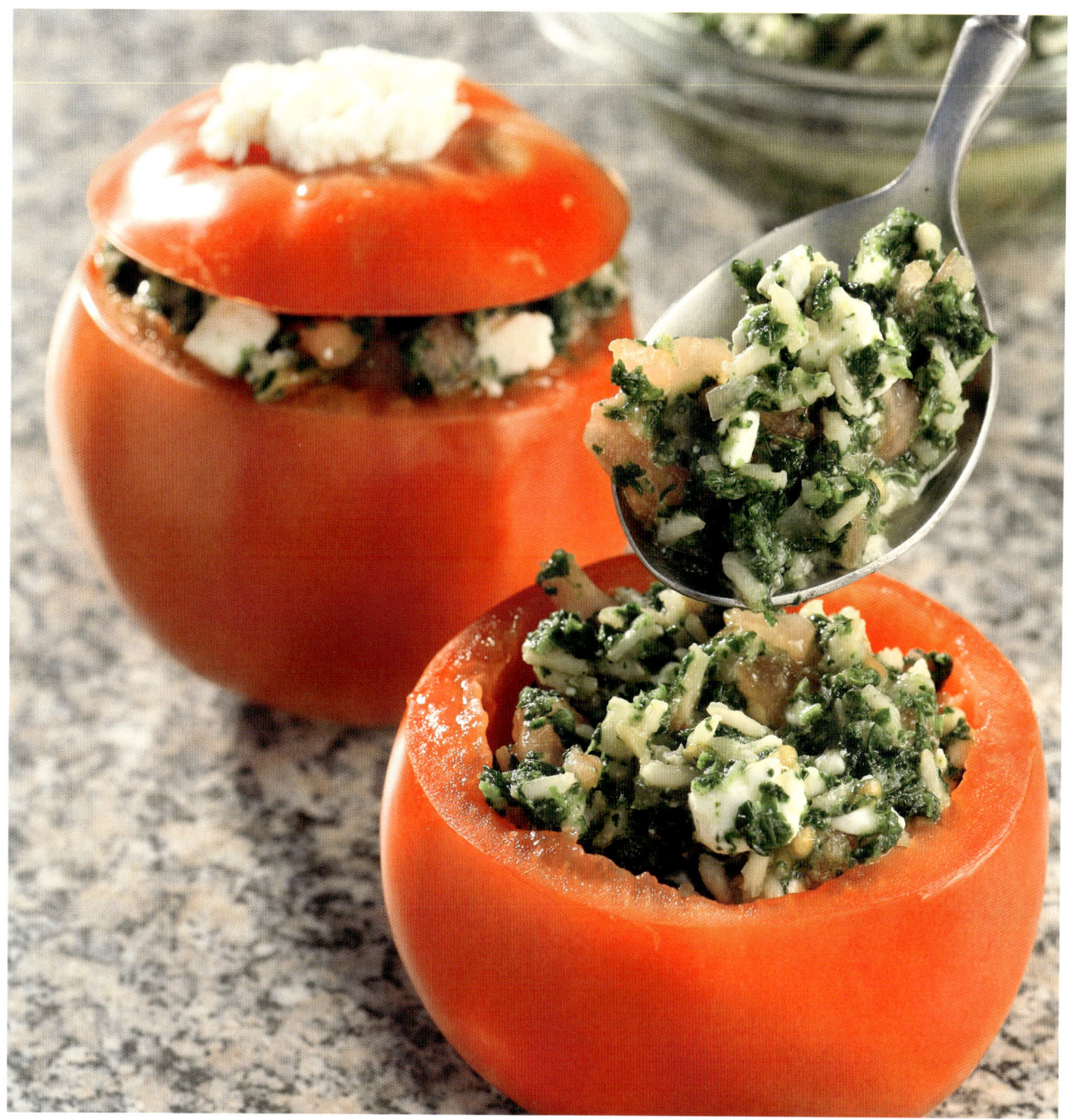

Leckeres für zwischendurch

Endivien-Apfel-Salat mit Roquefort

2 Portionen · geht schnell

- ½ kleiner Kopf krause Endivie
- 1 Stange Staudensellerie
- 1 rotschaliger Apfel
- Saft von ½ Orange
- 2 EL Walnussöl
- 2 EL Weißweinessig
- Salz | Pfeffer, frisch gemahlen
- ¼ TL Zucker
- 40 g Roquefort
- 1 EL Walnüsse, gehackt

▍ Den Salat putzen, abspülen, in mundgerechte Stücke zupfen und trocken schleudern. Staudensellerie abspülen, putzen und in dünne Stückchen schneiden. Den Apfel abspülen, ungeschält vierteln und entkernen, dann in kleine Würfel schneiden. Mit etwas Orangensaft beträufeln.

▍ Öl, Essig und Orangensaft zu einer Marinade verrühren. Mit Salz, Pfeffer und Zucker abschmecken. Den Roquefort zerkrümeln. Salat, Sellerie und Apfelstückchen miteinander vermischen. Die Marinade darübergeben und vermengen. Mit dem Roquefort und den Walnusskernen bestreuen.

Nährwerte pro Portion:
190 kcal/810 kJ, 6 g Eiweiß, 15 g Fett, 9 g Kohlenhydrate, 2 g Ballaststoffe

Krauser Endiviensalat mit Sprossen

2 Portionen · gelingt leicht

- 2 EL Weißweinessig
- 3 EL Olivenöl
- 1 EL Rotisseur-Senf
- Salz | Pfeffer, frisch gemahlen
- ½ Avocado
- ¼ Kopf krause Endivie
- 80 g Cocktailtomaten
- 40 g gemischte Sprossen

▍ Essig, Öl und Senf miteinander zu einer Vinaigrette verrühren. Mit Salz und Pfeffer abschmecken. Avocado schälen, das Fruchtfleisch in Scheiben schneiden und das Dressing darüberträufeln. Den Endiviensalat abspülen, putzen, die Blätter in mundgerechte Stücke zupfen und trocken schleudern. Die Sprossen abbrausen und abtropfen lassen.

▍ Die Tomaten abspülen, vierteln und die Stielansätze herausschneiden. Salatblätter zusammen mit den Sprossen, Tomaten, Avocadoscheiben und dem Dressing in eine Salatschüssel geben und alles miteinander vermengen und auf zwei Tellern anrichten.

Nährwerte pro Portion:
330 kcal/1370 kJ, 3 g Eiweiß, 34 g Fett, 2 g Kohlenhydrate, 4 g Ballaststoffe

Salate

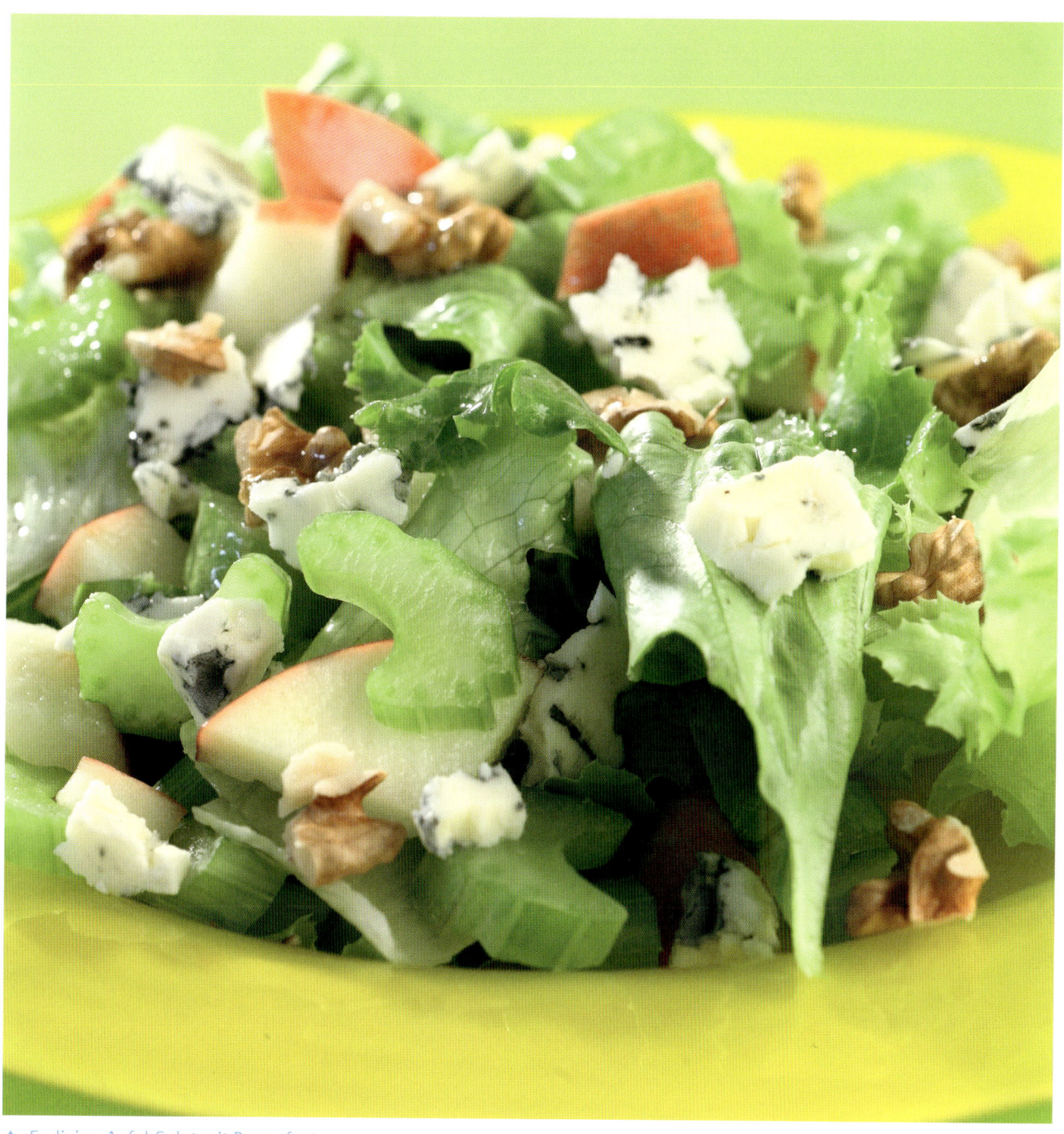

▲ Endivien-Apfel-Salat mit Roquefort

Feldsalat mit gebratener Geflügelleber

Knackiger Salat in nussiger Sauce – damit können Sie sich selbst und Ihre Gäste vitaminreich verwöhnen.

2 Portionen · geht schnell

¼	Kopf Lollo rosso
100 g	Feldsalat
2 EL	Kürbiskerne
	Saft von ½ Zitrone
5 EL	Gemüsebrühe (Instant)
2 EL	Kürbiskernöl
	Salz	Pfeffer, frisch gemahlen
1 TL	Honig
100 g	Champignons
100 g	Geflügelleber
1 EL	Sonnenblumenöl
2 EL	Butter

▌ Beide Salatsorten abspülen, in mundgerechte Stücke teilen und trocken schütteln. Die Kürbiskerne fein hacken und ohne Fett anrösten. Zitronensaft, Gemüsebrühe und Kürbiskernöl zu einer Marinade verrühren. Mit Salz, Pfeffer und dem Honig abschmecken.

▌ Die Champignons mit einem feuchten Tuch abreiben und feinblättrig schneiden. Die Geflügelleber kalt abspülen, trocken tupfen und in mundgerechte Stücke schneiden. Jeweils 1 Esslöffel Öl und Butter in einer Pfanne erhitzen und die Pilze darin anbraten. Mit Salz und Pfeffer würzen. Aus der Pfanne nehmen und beiseite stellen.

▌ Die Geflügelleber 2 bis 3 Min. lang anbraten. Mit Salz und Pfeffer würzen. Herausnehmen und warm halten. Den Salat mit den Pilzen vermischen, mit der Marinade beträufeln und die Leber obenauf setzen. Vor dem Servieren mit den Kürbiskernen bestreuen.

Nährwerte pro Portion:
260 kcal/1080 kJ, 15 g Eiweiß, 17 g Fett, 11 g Kohlenhydrate, 3 g Ballaststoffe

---

MEHR WISSEN

Kleine Warenkunde: Geflügelleber

Geflügelleber ist der Sammelbegriff für die Leber von Geflügel wie Huhn, Pute, Ente und Gans. Geflügelleber enthält eine Reihe von lebensnotwendigen Nährstoffen. Ihr Eisengehalt ist besonders hoch. Er liegt bei etwa 9 Prozent. Ein weiterer wichtiger Inhaltsstoff ist das Zink. Außerdem enthält die Leber viel Vitamin A und E sowie Folsäure. Aufgrund der Belastung mit Schadstoffen sollte Leber jedoch nicht häufiger als alle zwei Wochen in einer portionsüblichen Menge von 100 bis 150 g pro Person verzehrt werden. Leber sollten Sie direkt nach dem Kauf zubereiten und im Kühlschrank zwischenlagern.

Salate

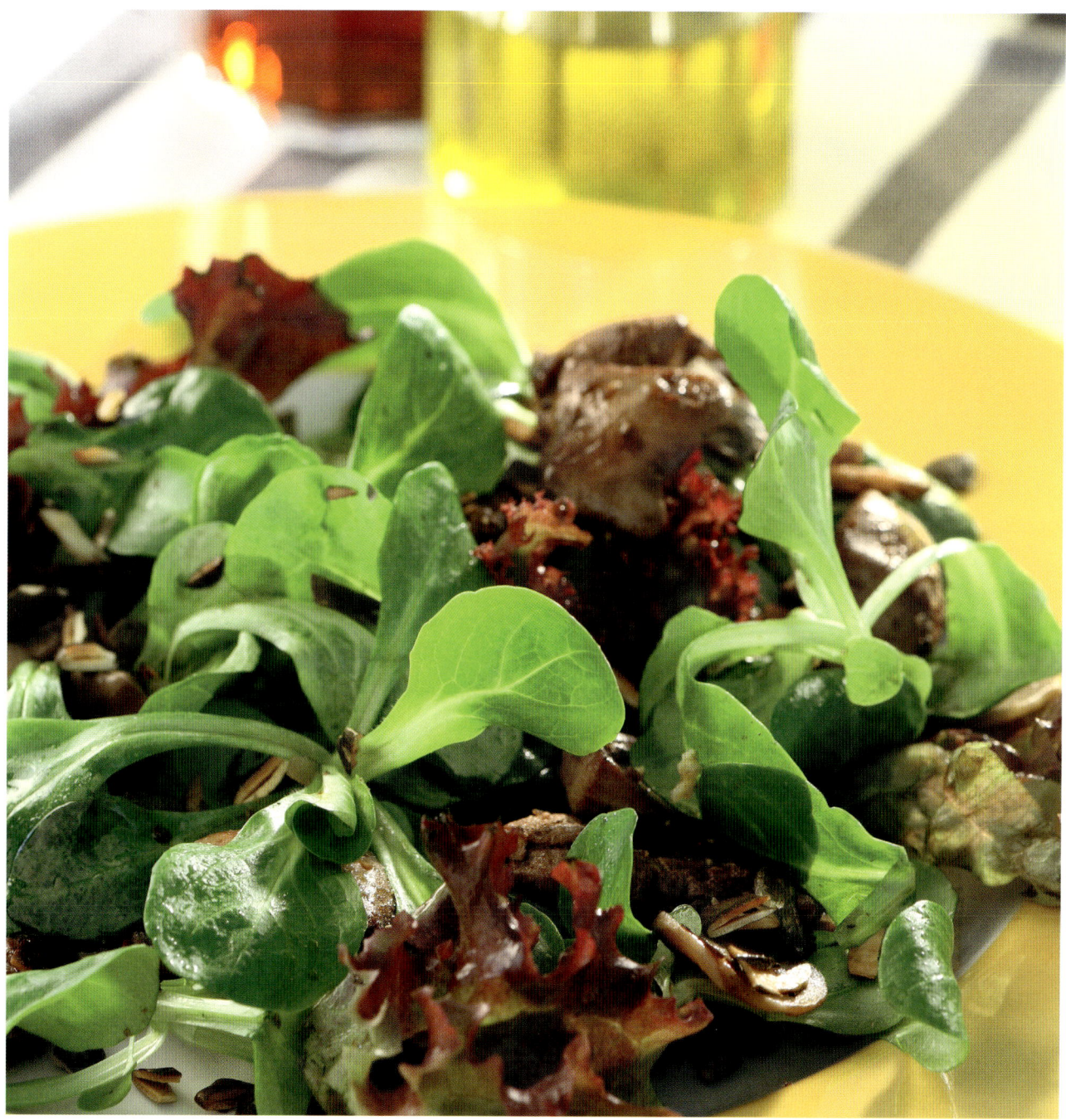

Leckeres für zwischendurch

Spargel-Tomaten-Salat

2 Portionen · gelingt leicht

300 g	weißer Spargel
	Salz	Pfeffer, frisch gemahlen
1 Msp.	Butter
1 Pr.	Zucker
1	Fleischtomate
¼	Bund glatte Petersilie
2 EL	Weißweinessig
2 EL	Olivenöl
2 EL	Basilikumpesto
2 EL	Zitronensaft

▪ Den Spargel schälen, holzige Enden abschneiden. In leicht gesalzenem, mit einer Prise Zucker und einer Messerspitze Butter angereichertem Wasser 10 bis 12 Min. bissfest garen und in Stücke schneiden.

▪ Die Tomate mit kochendem Wasser überbrühen und enthäuten. Vierteln, entkernen und in Würfel schneiden. Petersilie von den Stielen zupfen. Aus Essig, Olivenöl, Pesto und Zitronensaft eine Marinade rühren. Salzen und pfeffern. Alles mischen und die Marinade darunterheben.

Nährwerte pro Portion:

240 kcal/990 kJ, 4 g Eiweiß, 21 g Fett, 8 g Kohlenhydrate, 4 g Ballaststoffe

Thunfisch-Reis-Salat mit Tomaten

2 Portionen · gelingt leicht

100 g	Vollkornreis
	Salz	Pfeffer, frisch gemahlen
½	kleine Salatgurke
1	Fleischtomate
½	Bund Frühlingszwiebeln
¼	Bund glatte Petersilie
1	Dose Thunfisch im eigenen Saft (200 g)
2 EL	Aceto Balsamico
2 EL	Olivenöl
80 g	schwarze Oliven

▪ Den Reis nach Packungsanweisung in Salzwasser quellen lassen. Mit kaltem Wasser abschrecken und abtropfen lassen. Die Gurke schälen und klein würfeln. Die Tomate kurz überbrühen und enthäuten. Das Fruchtfleisch entkernen und in kleine Würfel schneiden. Die Frühlingszwiebeln abspülen, putzen und in feine Ringe schneiden.

▪ Petersilie abspülen und fein hacken. Thunfisch abgießen und mit einer Gabel zerpflücken. Mit dem Gemüse unter den Reis heben. Aus Essig, Olivenöl, Salz und Pfeffer ein Dressing rühren. Mit den Oliven unter den Salat mischen und 1 Stunde ziehen lassen.

Nährwerte pro Portion:

580 kcal/2420 kJ, 26 g Eiweiß, 30 g Fett, 46 g Kohlenhydrate, 5 g Ballaststoffe

Salate

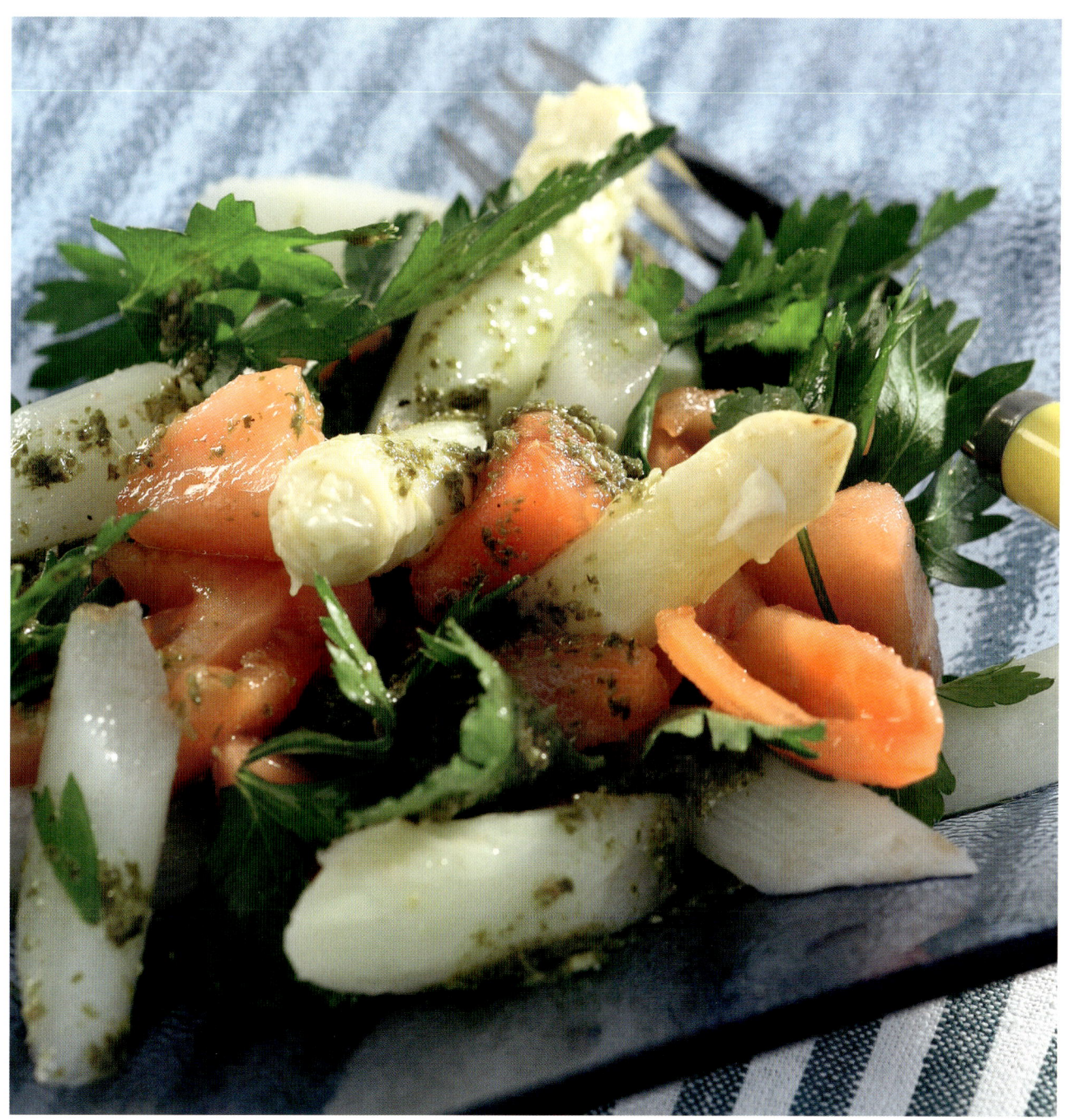

▲ Spargel-Tomaten-Salat

Leckeres für zwischendurch

Kartoffelsalat mit Rucola

Ein echter Sattmacher für den Sommer – ein tolles Mittagessen fürs Büro.

2 Portionen · geht leicht

400 g	Kartoffeln
2	Eier
½	Bund Radieschen
50 g	Rucola
80 ml	Gemüsebrühe
3 EL	Olivenöl
2 EL	Weißweinessig
1 TL	Senf
	Salz	Pfeffer, frisch gemahlen
1 Pr.	Zucker

▪ Die Kartoffeln gründlich abspülen und 20 Min. kochen. Abgießen und die Kartoffeln etwas abkühlen lassen, pellen und in Scheiben schneiden. Rucola putzen und abspülen. Große Blätter in mundgerechte Stücke schneiden. Die Hälfte des Rucola mit der Brühe, Öl, Essig und Senf pürieren. Das Dressing mit Salz, Pfeffer und Zucker abschmecken.

▪ Die noch warmen Kartoffelscheiben mit dem Dressing mischen und etwa 1 Stunde durchziehen lassen. Die Eier etwa 10 Min. hart kochen. Abschrecken, pellen, in sechs Teile schneiden und die Stücke noch mal halbieren. Die Radieschen putzen, abspülen und in Stifte schneiden. Zum Schluss die Radieschenstifte, Eierstücke und den Rucola unter den Kartoffelsalat heben.

Nährwerte pro Portion:

350 kcal/1470 kJ, 12 g Eiweiß, 22 g Fett, 26 g Kohlenhydrate, 5 g Ballaststoffe

Warmer Kartoffelsalat mit grünen Bohnen

Schön mild, sättigend und besonders gut zum Mitnehmen ins Büro.

2 Portionen · einfach

500 g	kleine Kartoffeln, fest kochend
200 g	Prinzessbohnen
2	Frühlingszwiebeln
3 EL	Olivenöl
2 EL	Weißweinessig
2 EL	Schnittlauchröllchen
	Salz	Pfeffer, frisch gemahlen

▪ Die Kartoffeln gründlich abspülen und 20 Min. kochen, anschließend längs halbieren. Die Bohnen abspülen, putzen, in mundgerechte Stücke schneiden und bissfest garen. Die Frühlingszwiebeln putzen und fein hacken. Öl, Essig, Schnittlauch und Frühlingszwiebel in eine Schüssel geben. Die noch warmen Kartoffelstücke und Bohnen mit dem Dressing mischen und warm servieren.

Nährwerte pro Portion:

340 kcal/1430 kJ, 14 g Eiweiß, 18 g Fett, 30 g Kohlenhydrate, 7 g Ballaststoffe

Salate

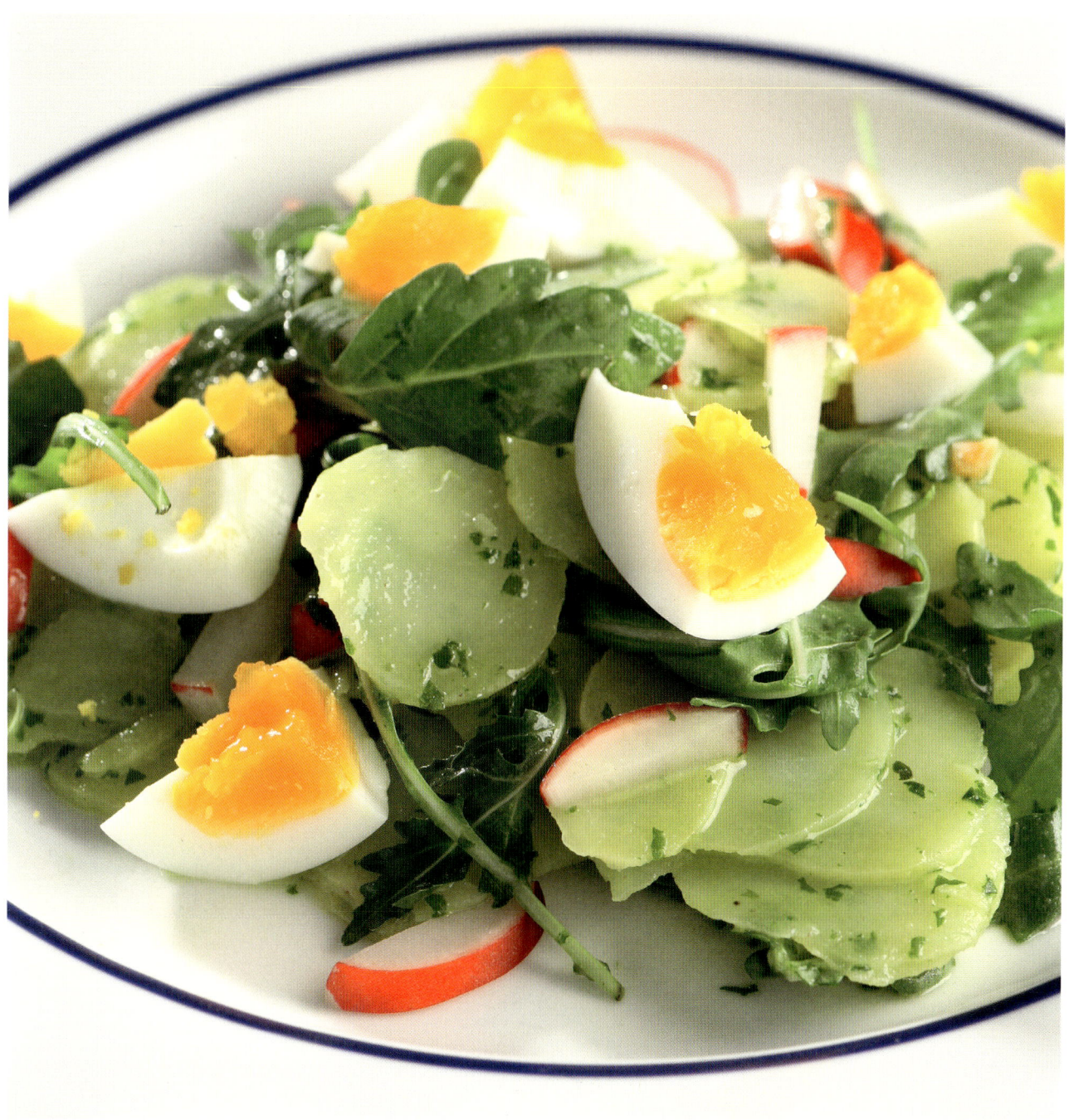

▲ Kartoffelsalat mit Rucola

Das Suppen-ABC

Ob als Vorspeise oder als kleiner Imbiss zwischendurch, Suppen haben in den letzten Jahren eine Renaissance erlebt. Sie sind schnell zubereitet und, die Zutaten lassen sich problemlos variieren, sodass alle unter Berücksichtigung ihrer Wünsche und Unverträglichkeiten gemeinsam aus einem Topf essen können.

Was gehört hinein?

Zu den wichtigsten Bestandteilen einer Suppe zählen neben Brühe Gemüse, Kartoffeln, Reis, Nudeln und Fleisch, Geflügel, Fisch, natürlich auch Kräuter und Gewürze. Das Herzstück einer Suppe ist das Gemüse. Es verleiht der Suppe nicht nur Geschmack, sondern liefert viele Vitamine und Mineralstoffe. Damit die Vitamine durchs Kochen nicht zerstört werden, ist es wichtig, dass die Kochzeit nicht zu lang ist und die Suppe nicht lange warm gehalten wird. Wenn jemand zu spät zum Essen kommt, lässt sich die Suppe besser erneut aufwärmen. Kartoffeln, Reis und Nudeln sorgen dafür, dass Sie etwas in den Bauch bekommen, was satt macht. Fleisch ist selten Hauptbestandteil, sondern Geschmacksgeber. Fleischstücke aus dem Schulter- oder Nackenbereich eignen sich besonders gut, sowohl gepökelt als auch naturbelassen.
Gewürze und Kräuter machen die Suppe schön rund und dürfen auf keinen Fall fehlen. Frische Petersilie oder Schnittlauch und Basilikum geben Sie am besten erst zur Suppe, wenn sie in den Suppenteller oder die -tasse gefüllt ist, dann entfalten sie am besten ihr Aroma und wirken zusätzlich als Vitaminspritze.

Die Suppe ist zu dünn – was tun?

Gebundene Suppen können Sie mit Eigelb und Sahne legieren. Dazu wird ein Eigelb mit etwa vier Esslöffeln Sahne verquirlt. Diese Eiersahne verrührt man zuerst mit ein paar Esslöffeln Suppe und gibt dann erst die Mischung unter Rühren in die heiße, aber nicht mehr kochende Suppe. Auch ein wenig Grieß hilft, eine Suppe anzudicken, denn Grieß quillt auf – rühren Sie das Getreide einfach unter Rühren in die Suppe und lassen es ausquellen.

Noch mehr Tricks:

- 1 bis 2 Esslöffel Kartoffelflocken vom Kartoffelpüree aus der Tüte in die heiße Suppe oder den Eintopf rühren oder eine geschälte Kartoffel in die heiße Suppe oder den Eintopf reiben.
- Etwa 2 Esslöffel Mehl mit 2 Esslöffeln Butter verkneten und damit eine gebundene Suppe andicken. Dann muss die Suppe nochmals kochen, damit sich der Mehlgeschmack verliert.
- 2 Esslöffel Speisestärke mit etwas kaltem Wasser anrühren und in die Suppe einrühren und einmal aufkochen lassen.

Grundrezepte für Brühen

Ausschlaggebend für den Geschmack einer guten Suppe sind gute Brühen. Natürlich bleibt nicht immer die Zeit, eine Brühe selber zu kochen. Dann kann man sich mit Fonds aus dem Glas oder mit Brühwürfeln bzw. gekörnter Brühe behelfen. Brühe können Sie aber auch an einem verregneten Wochenende zubereiten und portionsweise einfrieren – je nachdem, wie viel Sie kochen, haben Sie einen Vorrat für viele Monate.

Fleischbrühe

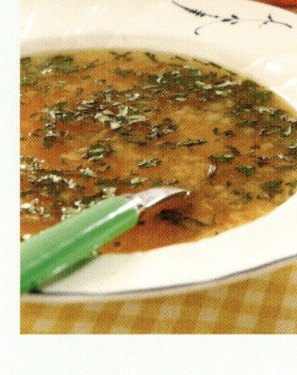

für ca. 2 l Brühe

2	Zwiebeln
1	große Möhre
1	Petersilienwurzel
150 g	Knollensellerie oder 2 Stangen Staudensellerie
1	dicke Stange Lauch
1,5 kg	Rinderknochen (in Stücke gehackt)
2 EL	Butter
1	Zweig Thymian
2	Lorbeerblätter
1 EL	Salz
5	schwarze Pfefferkörner

- Die Zwiebeln, die Möhre, den Sellerie und die Petersilienwurzel schälen und in etwa 2 cm große Stücke schneiden. Den Lauch putzen, abspülen und ebenfalls in kleine Stücke schneiden. Die Knochen abspülen. Die Butter in einem großen Topf schmelzen lassen, die Knochen und das Gemüse darin anschwitzen, sodass alles leicht Farbe annimmt.

- Dann etwa 3 l kaltes Wasser dazugeben, das Ganze zum Kochen bringen. Thymian, Lorbeer, Salz und Pfeffer hinzufügen. Die Brühe zugedeckt etwa 2 Stunden bei geringer Hitze kochen lassen und den entstehenden Schaum abschöpfen. Zum Schluss die Brühe durch ein Sieb gießen und weiterverwenden.

Tipp

Andere Fleischbrühen lassen sich auf genau die gleiche Weise zubereiten. Sie können für einen Rinderfond auch eine Beinscheibe verwenden, für Kalbsfond nehmen Sie Kalbsknochen. Bei Fonds auf Basis von Lamm oder Wild werden die Knochen und das Kochfleisch dieser Tiere eingesetzt.

Für eine *Hühnerbrühe* verwenden Sie die gleiche Menge Geflügelklein oder ein Suppenhuhn. Da Sie die Haut der Tiere mitkochen und sich unter ihr das Fett befindet, sollten Sie Hühner- bzw. Geflügelbrühen klären. Da das Fett grundsätzlich oben schwimmt, können Sie einen großen Teil des Fettes mit dem Löffel vorsichtig abnehmen. Mit Küchenkrepp oder einer Kaffeefiltertüte können Sie die Suppe von den restlichen Fettaugen befreien, indem Sie das Papier vorsichtig auf die erkaltete Suppe legen. Es saugt das Fett besonders gut auf.

Klären der Brühe

Sollte Ihnen die Brühe oder der Fond durch zu langes Kochen trübe geworden sein, dann können Sie die Flüssigkeit durch Rinderhack oder Eiweiß wieder klären. Für 2 Liter Brühe oder Fond brauchen Sie etwa 400 g Rinderhack und 2 Eiweiß. Geben Sie beides in die kalte Brühe und rühren Sie alles gut durch. Lassen Sie das Ganze etwa 10 Min. bei geringer Hitze sieden. Die Brühe darf auf keinen Fall sprudelnd kochen, sonst bleibt sie trüb. Dann lassen Sie die Brühe abkühlen und geben sie durch ein Passiertuch oder Haarsieb.

Tipps zur Lagerung

Fonds und Brühen können Sie problemlos 2 bis 3 Tage im Kühlschrank aufbewahren. Es ist wichtig, dass das Gefäß gut verschlossen ist, sonst nimmt die Brühe bzw. der Fond schnell andere Geschmacksstoffe an. Sie können Brühen und Fonds aber auch sehr gut einfrieren. Sie halten sich etwa ½ Jahr.

Gemüsebrühe

für ca. 2 l

1	Petersilienwurzel
2	Zwiebeln
3	große Möhren
2	Stangen Staudensellerie oder 150 g Knollensellerie
1	Stange Lauch
1	Fleischtomate
4	Champignons
1	Zweig Thymian
2 EL	Butter
2	Lorbeerblätter
5	schwarze Pfefferkörner
1 EL	Salz

- Wurzelgemüse und Zwiebeln schälen und putzen. Gemüse, Lauch und Tomate in 1 cm große Stücke schneiden. Die Tomate abspülen, den Stielansatz entfernen. Die Champignons mit Küchenkrepp abreiben und fein würfeln. Das Gemüse in der Butter andünsten und alles mit etwa 2,5 l Wasser ablöschen. Gewürze und Salz dazugeben und das Ganze bei geringer Hitze zugedeckt etwa 1 Stunde leise köcheln lassen. Abgekühlte Suppe durch ein Haarsieb gießen.

Tipp

Wenn's schneller gehen soll, können Sie auch die Gemüsebrühe im Schnellkochtopf zubereiten. In einer ½ Stunde ist sie fertig.

Leckeres für zwischendurch

Rot-gelbe Paprikasuppe

Wer kann schon bei einer solch milden Paprikasuppe widerstehen?

2 Portionen · preisgünstig

2–3	rote Paprikaschoten
1	gelbe Paprikaschote
1	Zwiebel
1 EL	Sonnenblumenöl
600 ml	Gemüsebrühe
1	Lorbeerblatt
1	Zweig Thymian
1	Zweig Rosmarin
	Salz|Pfeffer, frisch gemahlen
	Paprikapulver, edelsüß
50 ml	süße Sahne

▍ Die Paprikaschoten halbieren und im Backofen bei höchster Stufe grillen, bis die Haut braune Blasen wirft. Herausnehmen und in ein kaltes, nasses Tuch einschlagen. Kurz warten, danach die Haut abziehen, Kerngehäuse entfernen und in Würfel schneiden. Die roten und gelben Paprikawürfel trennen. Die Zwiebel abziehen und fein hacken.

▍ Öl in einem Topf erhitzen, bis auf 1 EL die Zwiebel darin andünsten. Die roten Paprikawürfel dazugeben und kurz anbraten, dann mit etwa ½ l Brühe ablöschen. Das Ganze zum Kochen bringen. Das Lorbeerblatt, den Thymian und Rosmarin hinzufügen und die Suppe in etwa 15 Min. gar kochen.

▍ In einem kleinen Topf das restliche Öl erhitzen, den Rest der gehackten Zwiebel darin andünsten. Die gelben Paprikawürfel dazugeben und kurz anbraten, dann die restliche Brühe angießen. 10 Min. köcheln lassen. Aus der roten Paprikasuppe das Lorbeerblatt und die Gewürzzweige entfernen. Beide Suppen cremig pürieren.

▍ Die Sahne unter die nicht mehr kochende rote Paprikasuppe rühren und mit Salz, Pfeffer und Paprika abschmecken. Die rote Paprikasuppe in tiefe Teller geben und eine kleine Kelle gelbe Paprikasuppe vorsichtig hinzugeben. Mit einer Gabel eine Spirale ziehen.

Nährwerte pro Portion:

150 kcal/640 kJ, 3 g Eiweiß, 10 g Fett, 12 g Kohlenhydrate, 6 g Ballaststoffe

Suppen

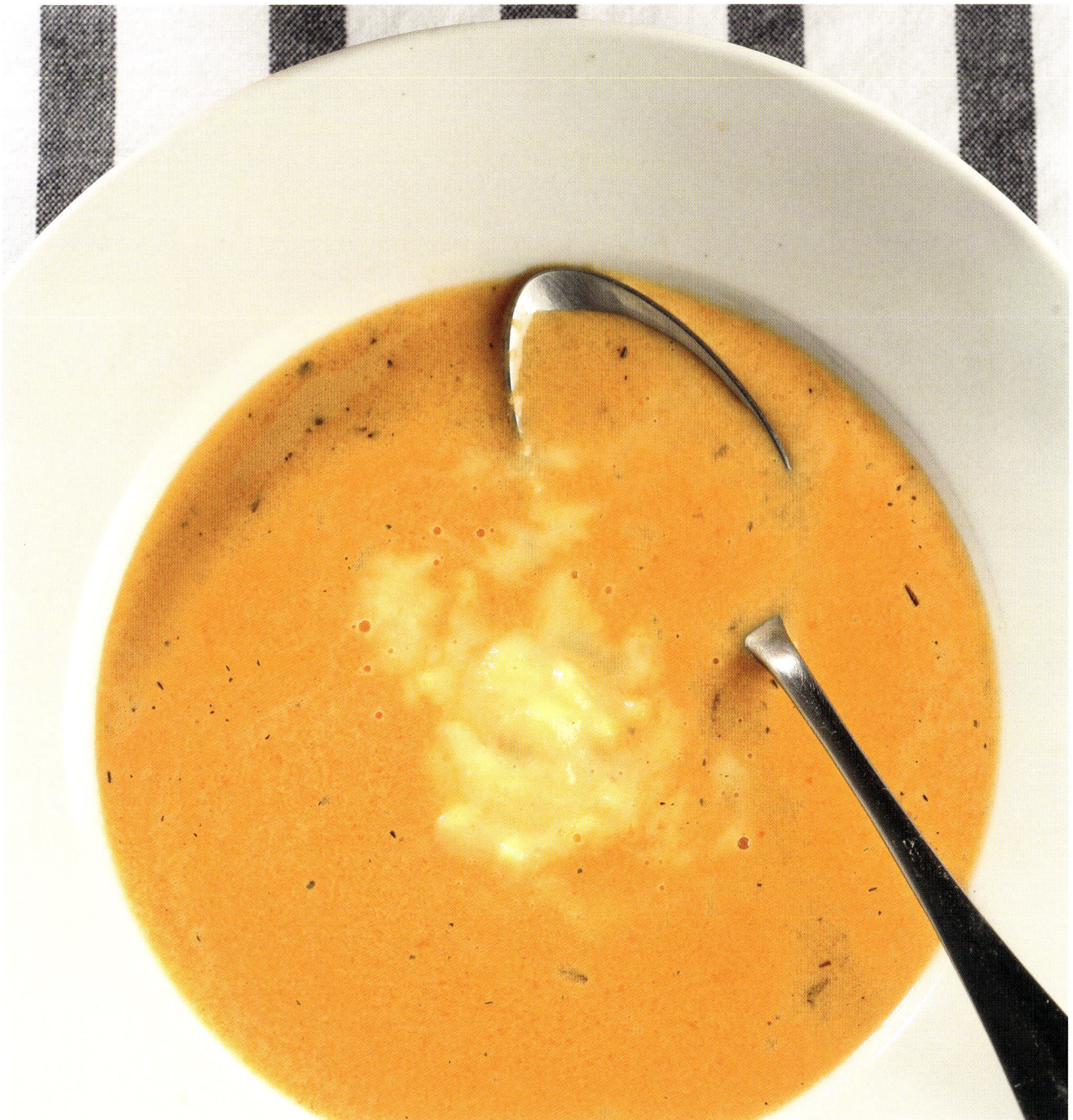

Leckeres für zwischendurch

Schnelle Kartoffelsuppe

Im Nu zubereitet und die schmeckt immer!

2 Portionen · preisgünstig

300 g	Kartoffeln
2	Möhren
⅓	Stange Lauch
1 EL	Öl
600 ml	Gemüsebrühe
	Salz	Pfeffer, frisch gemahlen
	Muskat, frisch gerieben

- Kartoffeln und Möhren abspülen, schälen und in Würfel schneiden. Den Lauch putzen und in Ringe schneiden. Alles im heißen Öl andünsten, mit Brühe aufgießen und etwa 30 Min. bei mittlerer Hitze kochen lassen. Sind die Kartoffeln weich, mit einem Kartoffelstampfer zerdrücken und mit Salz, Pfeffer und Muskat abschmecken.

Nährwerte pro Portion:

150 kcal/640 kJ, 8 g Eiweiß, 6 g Fett, 14 g Kohlenhydrate, 5 g Ballaststoffe

Sauerkrautsuppe

Deftig-mediterran und prima für die kühle Jahreszeit.

2 Portionen · kinderleicht

25 g	Speckwürfel
½	Zwiebel
1	Knoblauchzehe
150 g	Sauerkraut
¼ l	Fleischbrühe
30 g	entkernte schwarze Oliven
4 EL	Tomatenmark
⅛ l	trockener Weißwein
	Paprikapulver, edelsüß
	Salz	Pfeffer, frisch gemahlen
1	kleine Kartoffel
2 EL	leicht geschlagene Sahne

- Die Speckwürfel mit einem großen Messer fein würfeln. Zwiebel und Knoblauch schälen und fein hacken. Die Speckwürfel auslassen, die Zwiebel- und die Knoblauchwürfel darin andünsten. Das Sauerkraut klein schneiden und ebenfalls andünsten. Mit der Brühe ablöschen und etwa 10 Min. köcheln lassen.

- Inzwischen die Oliven fein hacken. Zusammen mit dem Tomatenmark und dem Wein in die Suppe geben. Mit Paprika, Pfeffer und Salz abschmecken. Die Kartoffel schälen, fein reiben und in die kochende Suppe geben. Auf Teller verteilen und mit der Sahne eine Spirale in die Suppe ziehen.

Nährwerte pro Portion:

280 kcal/1160 kJ, 5 g Eiweiß, 18 g Fett, 11 g Kohlenhydrate, 5 g Ballaststoffe

Suppen

Brokkolicremesuppe mit Räucherforelle

Ein leckeres Süppchen für den besonderen Anlass, selbst Fischmuffel werden es mögen.

- Den Brokkoli abspülen, putzen, in kleine Röschen teilen und den Strunk in kleine Stücke schneiden. Zwiebel abziehen, fein würfeln und im Öl andünsten. Brokkoli dazugeben, mit Brühe ablöschen. Zitronensaft hinzufügen. In etwa 15 Min. gar kochen. Die Suppe mit einem Pürierstab pürieren.

- Die Hälfte des Crème fraîche unter die nicht mehr kochende Suppe rühren. Mit Salz, Pfeffer und Muskat abschmecken. Das Forellenfilet von der Haut befreien und in etwa 2 cm breite Streifen schneiden. Die Suppe mit Fisch und Crème fraîche garnieren.

2 Portionen · geht schnell

200 g	Brokkoli
½	Zwiebel
1 EL	Sonnenblumenöl
300 ml	Gemüsebrühe
2 TL	Zitronensaft
	Salz | Pfeffer, frisch gemahlen
1 Msp.	Muskatnuss, frisch gerieben
2 EL	Kräuter-Crème-fraîche
80 g	geräucherte Forelle

Nährwerte pro Portion:
160 kcal/690 kJ, 12 g Eiweiß, 4 g Fett, 11 g Kohlenhydrate, 3 g Ballaststoffe

Spargelcremesuppe

Ein echter Klassiker, mit Weißwein und Sahne verfeinert.

- Spargel schälen, die Spitzen abschneiden und beiseite stellen. Den restlichen Spargel in 2 cm dicke Scheiben schneiden. Spargelscheibchen in der Butter andünsten. Leicht salzen, mit dem Mehl bestäuben und anschwitzen. Milch und Gemüsebrühe dazugeben und bei milder Hitze 10 Min. köcheln lassen.

- Die Suppe pürieren. Spargelspitzen und die Sahne hinzufügen. Die Suppe etwa 5 Min. bei milder Hitze garen und mit dem Wein und den Gewürzen abschmecken.

2 Portionen · geht schnell

500 g	Spargel
1 EL	Butter
	Salz | Pfeffer, frisch gemahlen
1 EL	Mehl
⅛ l	Milch
¼ l	Gemüsebrühe
100 g	süße Sahne
3 EL	Weißwein
1 Pr.	Muskatnuss, frisch gerieben

Nährwerte pro Portion:
300 kcal/1250 kJ, 9 g Eiweiß, 22 g Fett, 14 g Kohlenhydrate, 4 g Ballaststoffe

Leckeres für zwischendurch

Christels Kürbissuppe

4 Portionen · preisgünstig

750 g	Hokkaidokürbis
1	Kartoffel
2	Möhren
1	kleine Zwiebel
2	Stangen Lauch
2 EL	Rapsöl
1 l	Gemüsebrühe
	Salz	Pfeffer, frisch gemahlen
	Muskat, frisch gerieben
	etwas Zitronensaft

- Den Kürbis abspülen, aber nicht schälen, von dem weichen Faserteil im Inneren und den Kernen befreien und das feste Fruchtfleisch in Würfel schneiden. Kartoffel, Möhren und Zwiebel abziehen und klein schneiden. Lauch abspülen, putzen und in Ringe schneiden.

- Kartoffel, Möhren, Zwiebel und Lauch im Öl andünsten. Die Kürbiswürfel dazugeben und die Gemüsebrühe angießen. Alles im geschlossenen Topf bei milder Hitze etwa 20 Min. kochen. Die Suppe danach pürieren und mit Salz, Pfeffer, Muskat und Zitronensaft abschmecken.

Nährwerte pro Portion:
210 kcal/850 kJ, 6 g Eiweiß, 8 g Fett, 20 g Kohlenhydrate, 3 g Ballaststoffe

Steinpilzsuppe mit Tomaten

4 Portionen · gelingt leicht

30 g	getrocknete Steinpilze
1	Zwiebel
3	Stangen Sellerie
400 g	Tomaten
4 EL	Olivenöl
150 ml	Rot- oder Weißwein
3	Rosmarinzweige
	Salz	Pfeffer, frisch gemahlen

- Die Steinpilze 15 Min. in 500 ml Wasser einweichen. Die Zwiebel abziehen und fein hacken. Sellerie abspülen und fein schneiden. Die Tomaten überbrühen, häuten, Stielansätze entfernen und fein würfeln.

- Zwiebel und Sellerie im heißen Öl andünsten. Pilze samt Einweichwasser, Wein und Tomaten hinzufügen. Rosmarin, Salz und Pfeffer hinzugeben und alles zu einer dicklichen Paste einkochen. 500 ml Wasser hinzufügen und weitere 20 Min. köcheln lassen. Rosmarinzweige entfernen, nochmals abschmecken und dann servieren.

Nährwerte pro Portion:
200 kcal/830 kJ, 15 g Eiweiß, 8 g Fett, 10 g Kohlenhydrate, 4 g Ballaststoffe

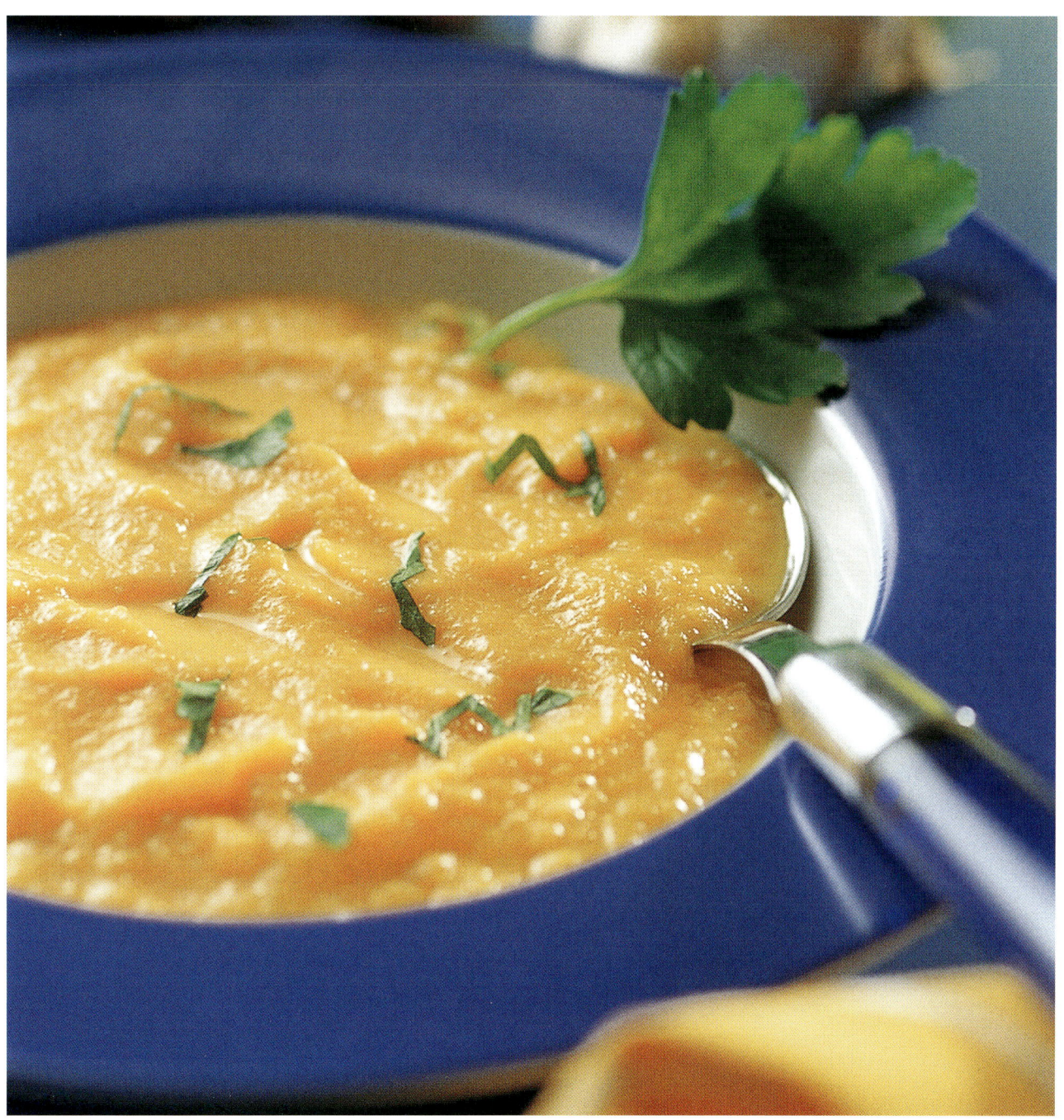

▲ Christels Kürbissuppe

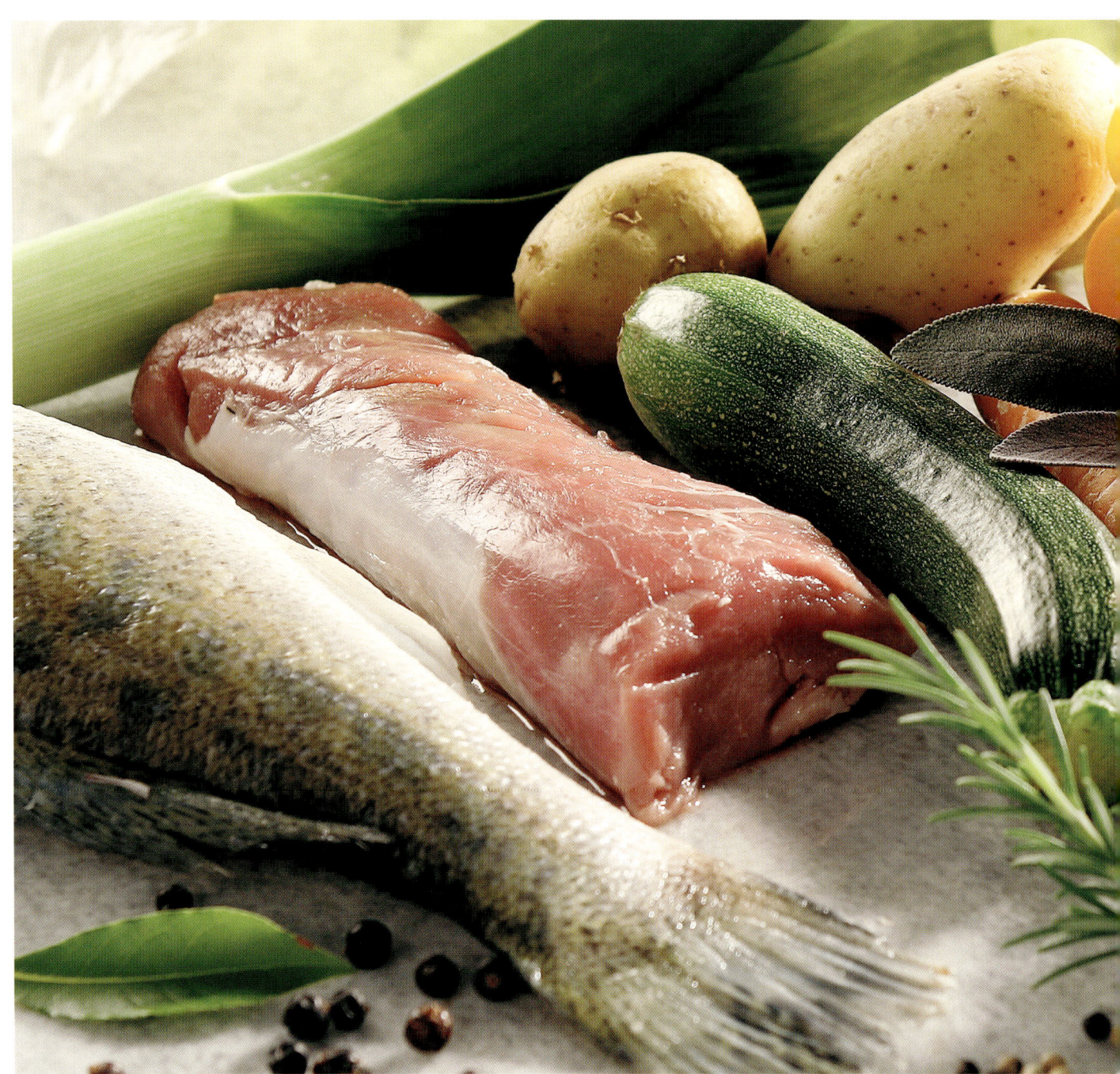

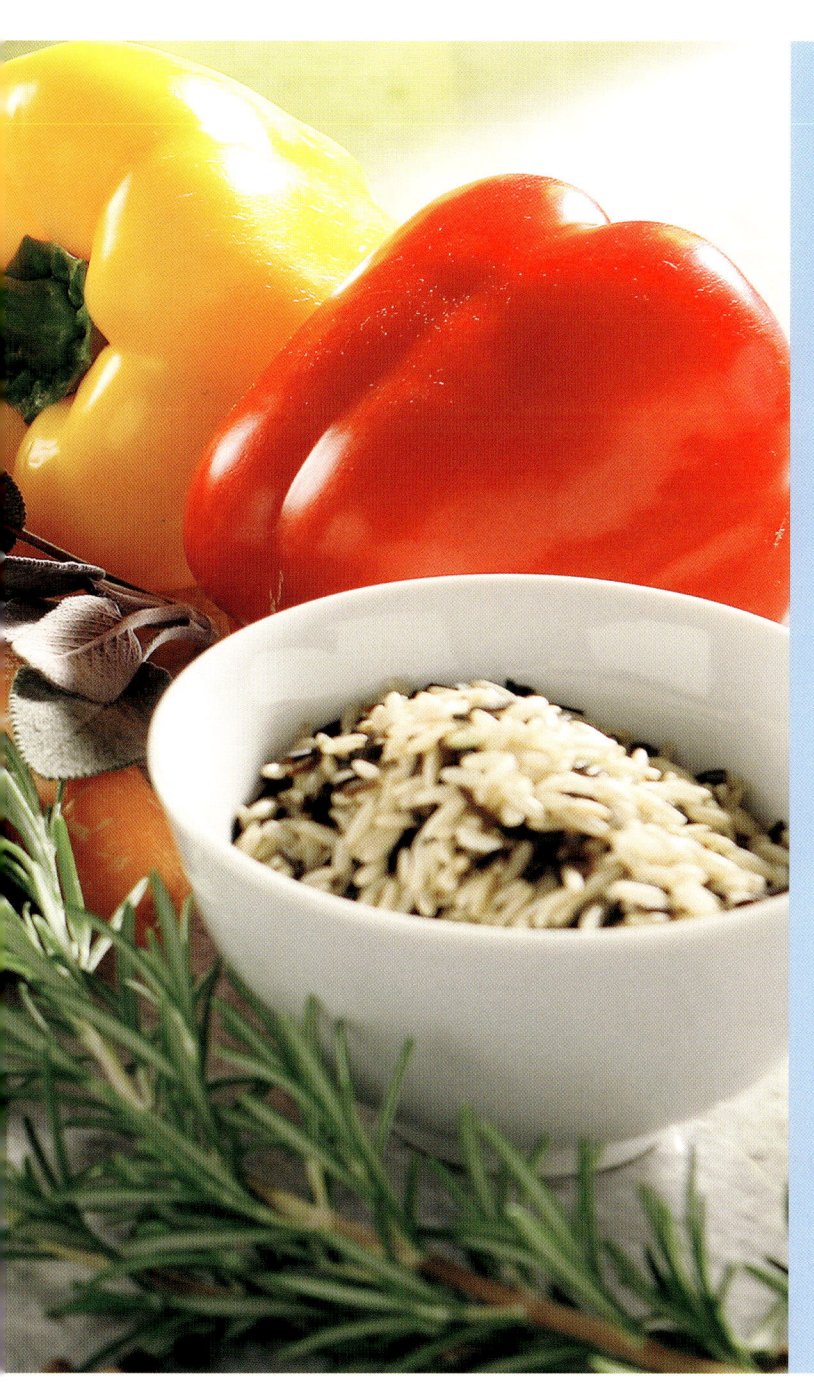

Warme Hauptgerichte

Für den großen Hunger

Putenrouladen mit Champignonfüllung und Zucchinigemüse

Gerollt und lecker gefüllt schmecken die Rouladen einfach wunderbar.

2 Portionen · braucht etwas mehr Zeit

1	Zwiebel
1	Knoblauchzehe
80 g	kleine Champignons
3 EL	Olivenöl
2 EL	TK-Kräutermischung
	Salz	Pfeffer, frisch gemahlen
2	Putenschnitzel à 150 g
1 EL	Senf
250 ml	Geflügelbrühe
300 g	Zucchini
200 g	stückige, italienisch gewürzte Tomaten (Fertigprodukt)
5 EL	Weißwein
1 TL	italienische Gewürzmischung
1 EL	Stärke
3 EL	Crème fraîche

▍ Zwiebel und Knoblauch abziehen und fein würfeln. Die Champignons mit einem feuchten Tuch abreiben und blättrig schneiden. Große Champignons halbieren. In etwa 1 Esslöffel Öl die Hälfte der Zwiebelwürfel glasig dünsten. Die Pilze hinzufügen. Mit den Kräutern, Salz und Pfeffer abschmecken. Die Masse abkühlen lassen.

▍ Putenschnitzel kalt abspülen, trocken tupfen und zwischen Klarsichtfolie flach klopfen. Die Putenschnitzel salzen, pfeffern, mit Senf bestreichen und die Pilze auf ihnen verteilen. An den Längsseiten einschlagen und von der kürzeren Seite fest aufrollen. Mit Zahnstochern oder Rouladennadeln feststecken.

▍ Die Roulade von allen Seiten in 1 Esslöffel Öl goldgelb braten. Mit der Brühe ablöschen und zugedeckt 30 Min. kochen lassen. Die Zucchini abspülen, putzen, längs vierteln und in Stückchen schneiden. Im restlichen Olivenöl die Zwiebelwürfel und die Zucchini kurz dünsten. Mit den Tomaten und dem Wein ablöschen und die Gewürzmischung unterrühren.

▍ Etwa 10 Min. leicht köcheln lassen. Die Putenrouladen herausnehmen und warm halten. Die Stärke mit der Crème fraîche verrühren. In den kochenden Bratenfond gießen und die Sauce damit binden. Mit Salz und Pfeffer abschmecken.

Beilage: Vollkornreis.

Nährwerte pro Portion:
590 kcal/2480 kJ, 35 g Eiweiß, 42 g Fett, 12 g Kohlenhydrate, 4 g Ballaststoffe

Geflügel

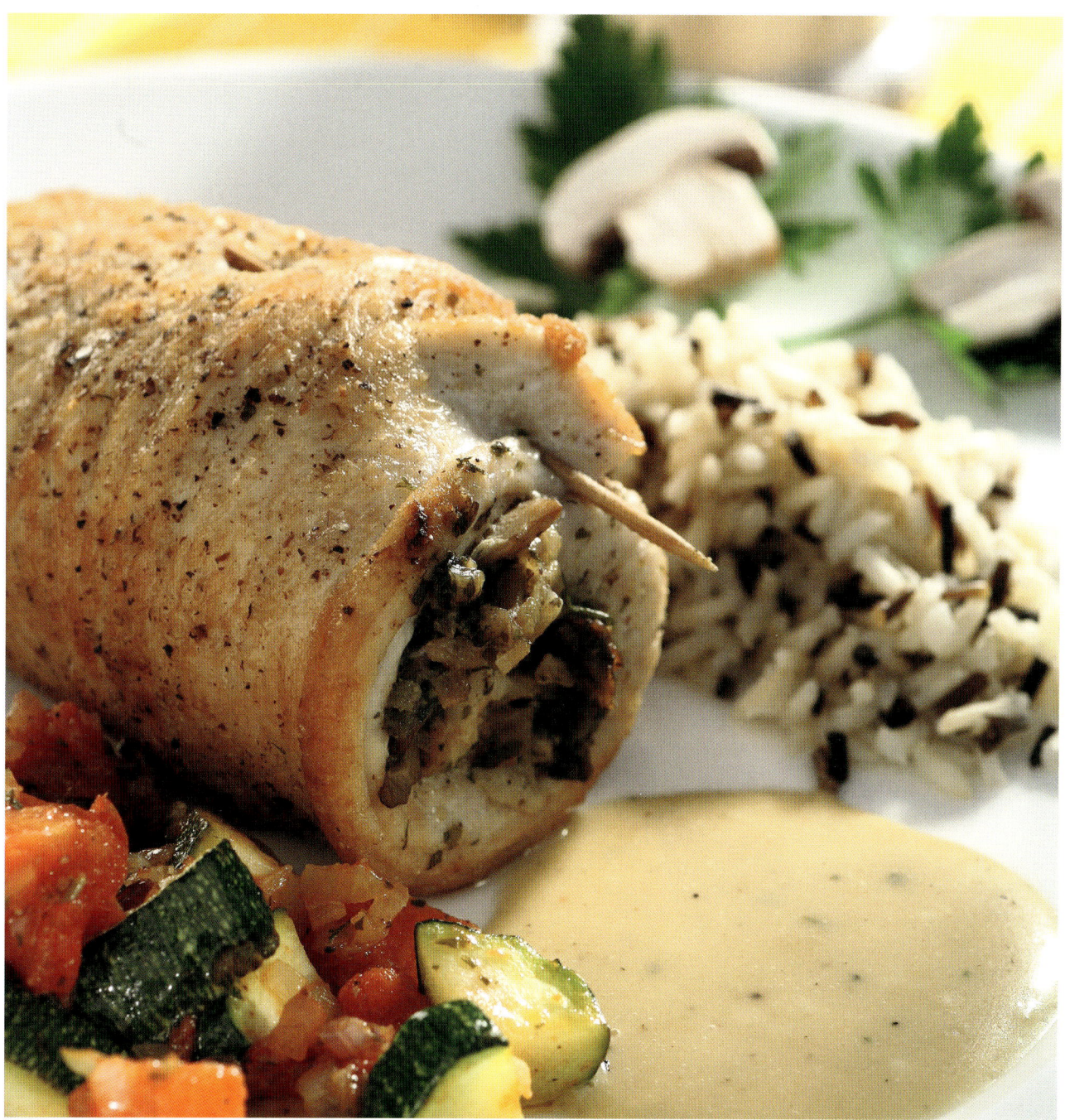

Für den großen Hunger

Hühnerfrikassee

4 Portionen · preisgünstig

1	Huhn
2	Zwiebeln
1 TL	Pfefferkörner
1	Lorbeerblatt
150 g	kleine Champignons aus dem Glas
1 EL	Butter
1 EL	Mehl
4 EL	Sahne
1	Spritzer Zitronensaft
	Salz	Pfeffer, frisch gemahlen

▌ Das Huhn abspülen, in einen Topf geben und mit Wasser bedecken. Eine der Zwiebel achteln. Zusammen mit Salz, Pfefferkörnern, Lorbeerblatt zum Huhn geben. Das Huhn etwa 1 Stunde lang kochen und anschließend in der Brühe auskühlen lassen. Herausnehmen und die Brühe durch ein Sieb passieren.

▌ Das Hühnerfleisch von den Knochen lösen. Die zweite Zwiebel fein hacken, mit der Butter anschwitzen, Mehl hinzugeben und kurz anrösten. Mit ½ l der Brühe aufgießen und 10 Min. köcheln lassen. Die Champignons und das Hühnerfleisch hinzugeben und erwärmen, aber nicht mehr kochen lassen. Mit Sahne, Salz, Pfeffer und Zitronensaft abschmecken.

Beilage: Reis.

Nährwerte pro Portion:
380 kcal/1600 kJ, 35 g Eiweiß, 25 g Fett, 3 g Kohlenhydrate, 0,5 g Ballaststoffe

Hähnchengeschnetzeltes mit Sesam und Honig

2 Portionen · geht schnell

1	Hähnchendoppelbrust
1	Knoblauchzehe
2	Frühlingszwiebeln
250 g	Möhren
½	Chilischote
1 EL	Olivenöl
2 EL	Waldhonig
2 EL	Apfelessig
1 EL	Sesam
	Salz	Pfeffer, frisch gemahlen

▌ Das Fleisch abspülen, trocken tupfen und in Streifen schneiden. Salzen und pfeffern. Knoblauch abziehen und fein hacken. Die Frühlingszwiebeln putzen und schräg in 2 cm lange Streifen schneiden. Die Möhren abspülen, putzen und fein würfeln. Die Chilischote entkernen und fein hacken. Das Fleisch im heißen Öl anbraten und warm stellen.

▌ Frühlingszwiebeln, Möhren- und Chiliwürfel mit dem Sesam im Olivenöl anbraten. Knoblauch und wenig später den Honig hinzugeben. So lange braten, bis der Honig karamellisiert. Mit Essig ablöschen und das Fleisch unterrühren und alles zusammen gut durchschwenken.

Beilage: Reis.

Nährwerte pro Portion:
220 kcal/920 kJ, 26 g Eiweiß, 8 g Fett, 11 g Kohlenhydrate, 4 g Ballaststoffe

Mediterrane Hähnchenkeulen aus dem Ofen

Die Hähnchenkeulen sind zusammen mit Fenchel und Tomate ein echtes Gericht für Feinschmecker.

- Die Tomaten über Kreuz einritzen, kurz überbrühen und enthäuten. Tomaten halbieren und entkernen. Das Fruchtfleisch in Würfel schneiden. Den Fenchel putzen, abspülen und in Scheiben schneiden. Den Knoblauch abziehen und fein hacken.

- Die Hähnchenschenkel kalt abspülen, trocken tupfen und mit Salz, Paprikapulver und Rosmarin einreiben. Die Hähnchenschenkel in heißem Olivenöl anbraten. Herausnehmen und beiseitelegen. Den Backofen auf 170 Grad (Umluft 150 Grad) vorheizen.

- Fenchel und Knoblauch in der Pfanne anbraten und dann in eine feuerfeste Form geben. Die Tomatenwürfel hinzufügen und die Brühe angießen. Die Hähnchenschenkel obenauf legen. Im heißen Backofen etwa 30 Min. braten. Die Sahne unter das Gemüse rühren und mit Curry, Salz und Cayennepfeffer kräftig abschmecken.

Beilage: Reis.

Tipp
Rosmarin ist nicht nur ein Küchengewürz, sondern auch ein Heilkraut, das bei Magenbeschwerden wirksam hilft. Rosmarin regt die Gallen- und Magensaftproduktion an, daher sollten Sie es insbesondere bei der Verwendung von fetten Speisen einsetzen.

Nährwerte pro Portion:
440 kcal/1850 kJ, 34 g Eiweiß, 29 g Fett, 12 g Kohlenhydrate, 8 g Ballaststoffe

2 Portionen · lässt sich gut vorbereiten

400 g	reife Tomaten
300 g	Fenchel
2	Hähnchenschenkel
	Salz
1 TL	Paprikapulver, edelsüß
1 TL	getrocknetes Rosmarin
2 EL	Olivenöl
1	Knoblauchzehe
200 ml	vegetarische Gemüsebrühe
2 EL	süße Sahne
1 TL	Currypulver
1 Msp.	Cayennepfeffer

Für den großen Hunger

Ente aus dem Wok

3 Portionen · gelingt leicht

2	Entenbrüste à 250 g
4	Möhren
1	Bund Frühlingszwiebeln
250 g	Austernpilze
2 TL	Currypulver
4 EL	Sojasauce
1 TL	Sambal Manis
	Salz

▌ Die Entenbrust in Streifen schneiden. Die Haut vom Fleisch entfernen und in feine Streifen schneiden. Möhren fein würfeln, die Zwiebeln schräg in 2 cm lange Stücke schneiden. Die Austernpilze in mundgerechte Streifen schneiden. Einen Wok erhitzen, die Entenhaut darin auslassen und herausnehmen. In dem Fett das Entenfleisch portionsweise anbraten und mit Curry würzen.

▌ Danach die Möhren unter Rühren anbraten. Die Austernpilze hinzugeben. Die Frühlingszwiebeln zusammen mit dem Entenfleisch hineingeben und unter Rühren erwärmen. Mit Sojasauce und Sambal Manis würzen. Eventuell salzen. Zum Schluss die krosse Entenhaut unter das Gericht geben.

Nährwerte pro Portion:
350 kcal/1460 kJ, 48 g Eiweiß, 13 g Fett, 9 g Kohlenhydrate, 7 g Ballaststoffe

Asia-Schweinebraten aus dem Bratschlauch

8 Portionen · braucht etwas mehr Zeit

2	frische rote Chilischoten
2 cm	Ingwer
4	Schalotten
3 EL	Sojasauce
1 EL	Honig
2 EL	Orangensaft
1,5 kg	Schweinebraten
	Salz | Pfeffer, frisch gemahlen
250 ml	Brühe
1 EL	Speisestärke

▌ Chilis längs aufschneiden, entkernen, abspülen, in feine Streifen schneiden. Ingwer schälen und reiben. Schalotten schälen und fein hacken. Chilis, Ingwer, Schalotten, Sojasauce, Honig und Orangensaft verrühren. Fleisch mit Salz und Pfeffer einreiben, rundum mit der Marinade bestreichen und in einen Bratschlauch geben. Im Kühlschrank 2 Tage ziehen lassen, zwischendurch drehen.

▌ Die Brühe angießen, den Bratschlauch verschließen und mit einer Schere senkrecht zur Schweißnaht etwa 1 cm einschneiden. Im vorgeheizten Backofen bei 200 Grad (Umluft 180 Grad) etwa 1 Stunde garen. Folie aufschneiden, Fleisch warm stellen. Bratenfond mit angerührter Speisestärke binden, salzen, pfeffern.

Nährwerte pro Portion:
510 kcal/2140 kJ, 50 g Eiweiß, 32 g Fett, 5 g Kohlenhydrate, 0 g Ballaststoffe

Fleisch

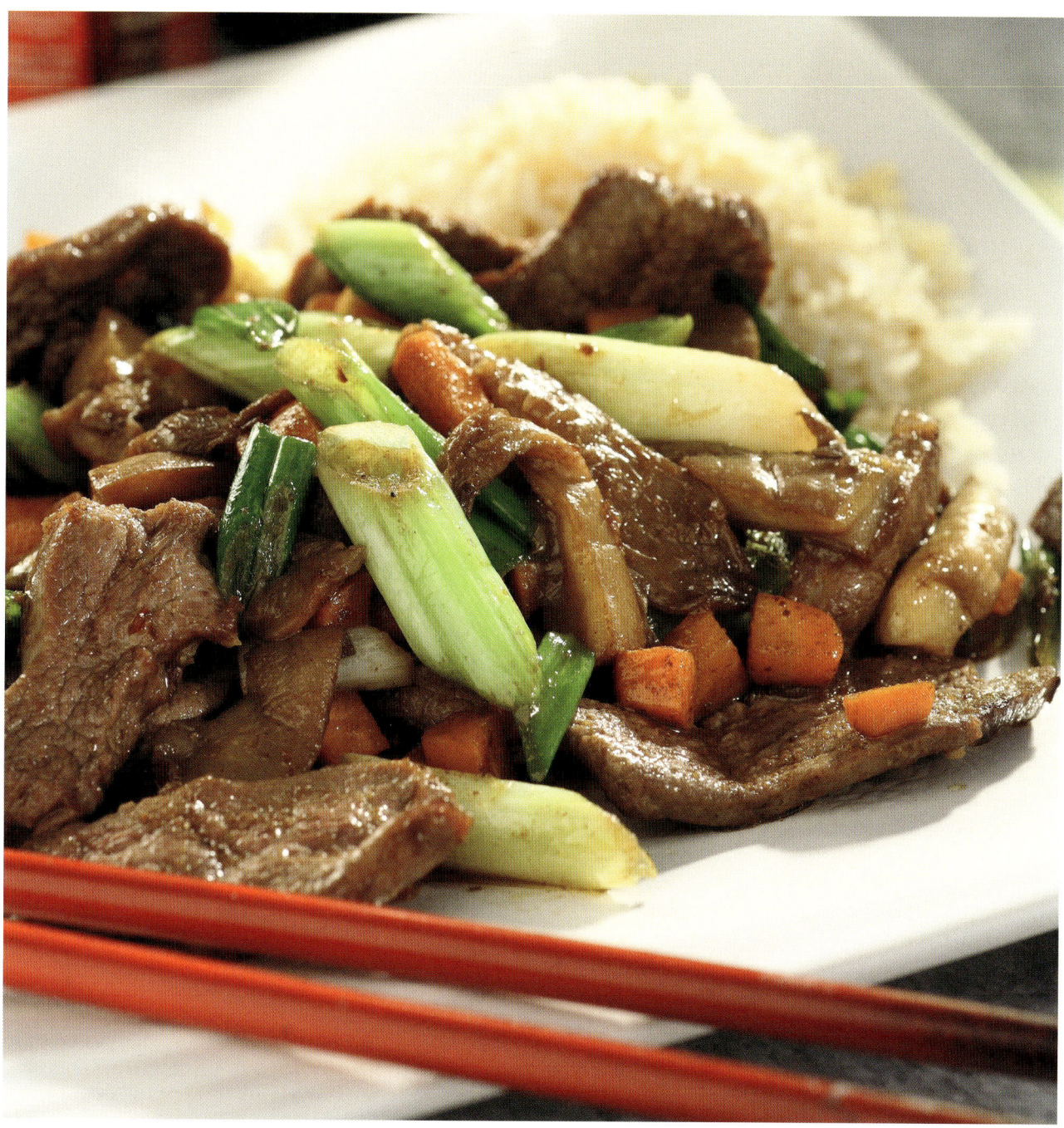

▲ Ente aus dem Wok

Für den großen Hunger

Kalbsgeschnetzeltes mit Frühlingsgemüse

Edel und doch ganz einfach. Auch für diejenigen, die wenig Kocherfahrung haben.

2 Portionen · geht leicht

300 g	Zuckerschoten
½	Bund Frühlingszwiebeln
1 EL	Butter
150 ml	Gemüsebrühe
125 g	Champignons
3	reife Tomaten
300 g	Kalbsschnitzelfleisch
1 EL	Öl
1 Msp.	Cayennepfeffer
½ TL	getr. Oregano
	Kräutersalz
70 g	saure Sahne
3 EL	gehackte Petersilie

▎ Die Zuckerschoten putzen. Die Frühlingszwiebeln putzen und sehr fein würfeln. Die Zwiebel abziehen und in feine Würfel schneiden. Die Butter in einem Topf zerlassen und die Frühlingszwiebeln darin andünsten. Die Zuckerschoten hinzufügen und kurz mitdünsten. Mit der Gemüsebrühe ablöschen und etwa 10 Min. zugedeckt köcheln lassen. Dann herausnehmen und beiseite stellen. Die Brühe aufheben.

▎ Inzwischen die Champignons putzen und in Scheiben schneiden. Die Tomaten enthäuten, halbieren, entkernen und in kleine Würfel schneiden. Das Fleisch kalt abspülen, trocken tupfen und in Streifen schneiden.

▎ Das Öl in derselben Pfanne zerlassen und die Zwiebelwürfel unter Wenden darin anbraten. Dann die Pilze zufügen und kurz mitdünsten. Das Fleisch unter Rühren dazugeben und leicht braun anbraten. Die Brühe angießen und die Tomatenwürfel dazugeben. Das Ganze mit Cayennepfeffer, Oregano und Salz würzen. Die Zuckerschoten unterheben. Das Geschnetzelte mit der Sahne verfeinern und mit der Petersilie garnieren.

Beilage: Reis oder Brot.

Nährwerte pro Portion:

410 kcal/1720 kJ, 40 g Eiweiß, 18 g Fett, 22 g Kohlenhydrate, 10 g Ballaststoffe

Rheinischer Sauerbraten

Nicht ohne Grund ist dieser Klassiker nicht nur in Köln und Düsseldorf beliebt.

4–6 Portionen · braucht etwas mehr Zeit

¼ l	Rotwein
¼ l	Rotweinessig
½ l	Wasser
2	Lorbeerblätter
8	Wacholderbeeren
4	Pimentkörner
1 TL	Pfefferkörner
1 kg	Rindfleisch vom Bug
	Salz	Pfeffer, frisch gemahlen
20 g	Butterschmalz
1	Bund Suppengrün
60 g	Lebkuchenbrösel
1 EL	Apfelkraut
1	Apfel
4 EL	Sahne
100 g	Rosinen
1 TL	Zucker

- Für die Marinade Rotwein, Essig und Wasser mit Lorbeerblättern, Wacholderbeeren, Piment- und Pfefferkörnern aufkochen, abkühlen lassen und über das Rindfleisch gießen. Fleisch an einem kühlen Ort mindestens 2 Tage ziehen lassen, dabei mehrmals wenden.

- Vor dem Braten Fleisch aus der Marinade heben, abtrocknen und mit Salz und Pfeffer einreiben. Das Suppengrün putzen und würfeln. Butterschmalz in einem Bräter erhitzen, den Sauerbraten von allen Seiten scharf anbraten, zum Schluss das Suppengrün hinzufügen und kurz mitbraten. Die Marinade angießen, Lebkuchenbrösel und Apfelkraut einrühren. Bei mittlerer Hitze zugedeckt 1 ½ Stunden schmoren.

- Apfel schälen und fein würfeln. Den fertigen Braten aus der Sauce nehmen und warm stellen. Sauce abseihen, Sahne unterrühren und mit Salz, Pfeffer und Zucker süßsauer abschmecken. Die Sauce noch einmal aufkochen. Die Apfelstückchen hinzufügen und noch etwa 10 Min. kochen.

- Die Rosinen mit lauwarmem Wasser abspülen und 2 Min. vor Ende der Garzeit dazugeben. Das Fleisch in Scheiben schneiden, auf einer vorgewärmten Platte anrichten und mit der Sauce überziehen.

Beilage: Kartoffelknödel oder Spätzle.

Tipp

Falls gerade keine Jahreszeit für Lebkuchen ist, verwenden Sie einfach die gleiche Menge Mischbrot und 1 EL Lebkuchengewürz.

Nährwerte pro Portion:
530 kcal/2230 kJ, 41 g Eiweiß, 26 g Fett, 25 g Kohlenhydrate, 0 g Ballaststoffe

Für den großen Hunger

Schweinebraten mit Senfcreme

Senf und Kresse regen die Verdauungssäfte an – der Schweinebraten liegt weniger schwer im Magen.

8 Portionen · einfach

1,5 kg	Schweineschulter (mit Schwarte)
	Salz | Pfeffer, frisch gemahlen
	Kümmel, gemahlen
	Paprikapulver, edelsüß
4 EL	Olivenöl
6 TL	mittelscharfer Senf
4 EL	Crème fraîche
2	Kästchen Kresse

- Den Backofen auf 200 Grad (Umluft 180 Grad) vorheizen. Das Fleisch mit den Gewürzen einreiben und die Schwarte rautenförmig einschneiden. In einem Bräter 2 EL Öl erhitzen. Fleisch mit der Schwarte nach unten hineinlegen.

- Im Ofen 30 Min. braten, dann wenden und weitere 15 Min. braten. Ab und zu mit 2 bis 3 EL Wasser begießen. Für die Creme Senf und Crème fraîche verrühren. Die Kresseblättchen abschneiden, unter die Creme ziehen. Den Braten aufschneiden und mit der Senfcreme servieren.

Nährwerte pro Portion:

640 kcal/2790 kJ, 71 g Eiweiß, 39 g Fett, 1 g Kohlenhydrate, 0 g Ballaststoffe

Kalbsschnitzel mit Spargel

König Gemüse serviert zu bekommen ist im Frühsommer immer ein besonderes Vergnügen.

2 Portionen · gelingt leicht

500 g	weißer Spargel
500 g	grüner Spargel
40 g	Butter
2	Kalbsschnitzel à 100 g
	Salz | Pfeffer, frisch gemahlen
2 EL	Mehl
1 EL	Olivenöl

- Die weißen Spargelstangen von den Spitzen her nach unten dünn schälen. Die grünen Spargelstangen nur am unteren Drittel schälen. Die holzigen Enden abschneiden und den Spargel abspülen. Den weißen Spargel in Wasser mit einer Prise Zucker, Salz und einem Stich Butter zum Kochen bringen und etwa 18 Min. garen. Nach 5 Min. den grünen Spargel hinzugeben.

- Die Kalbsschnitzel mit Salz und Pfeffer würzen und das Mehl auf einen Teller verteilen und darin die Kalbsschnitzel wenden. In einer beschichteten Pfanne Öl und Butter erhitzen, die Schnitzel hineinlegen und von beiden Seiten etwa 2 Min. braten.

Nährwerte pro Portion:

400 kcal/1620 kJ, 25 g Eiweiß, 25 g Fett, 12 g Kohlenhydrate, 7 g Ballaststoffe

Fleisch

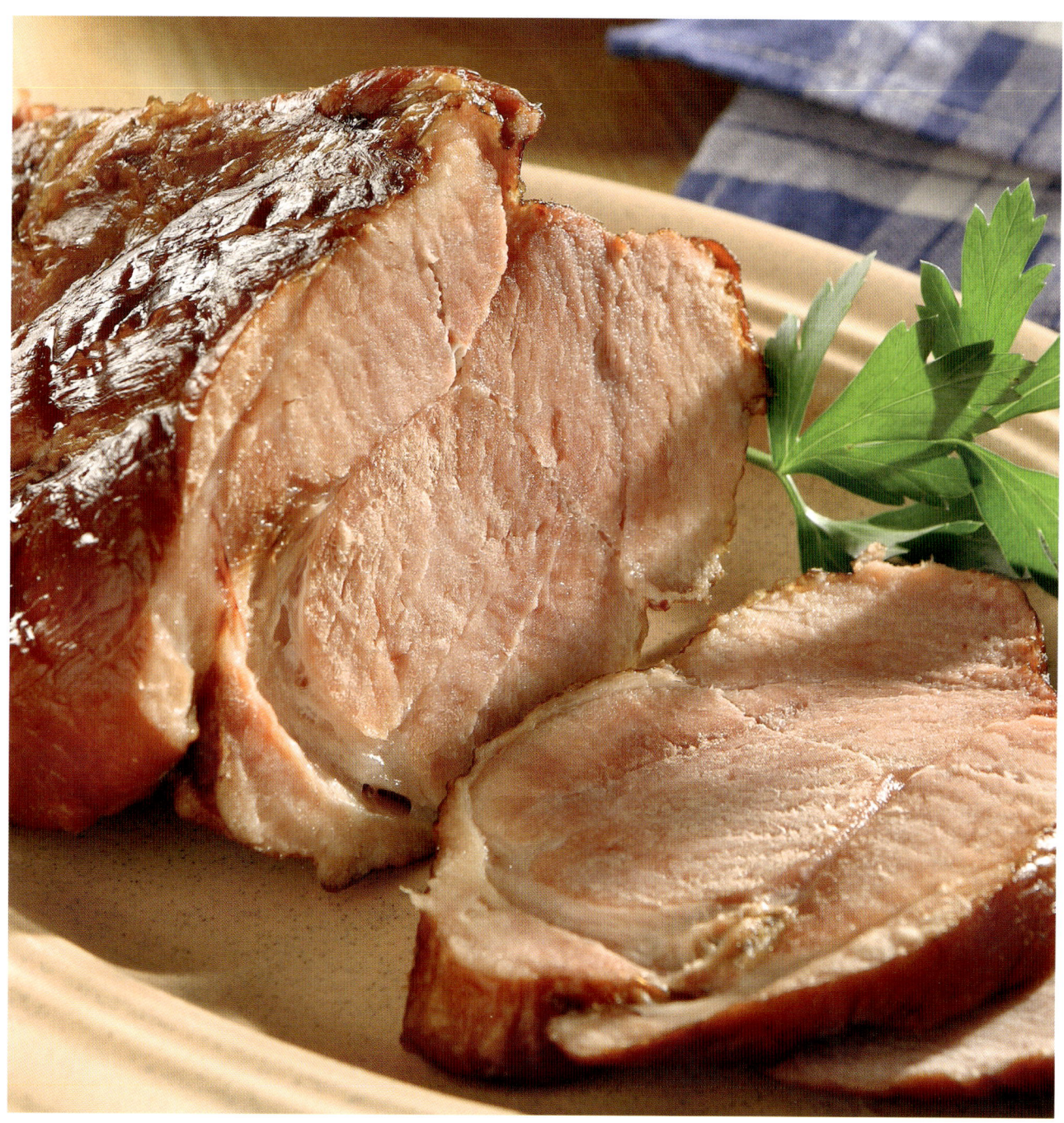

▲ Schweinebraten mit Senfcreme

Für den großen Hunger

Spieße mit Champignons und Backpflaumen

2 Portionen · geht schnell

- 1 Schweineschnitzel à 125 g
- Salz | Pfeffer, frisch gemahlen
- 8 kleine Champignons
- 8 Backpflaumen
- 4 dünne Scheiben Frühstücksspeck
- 1 TL Olivenöl

▎ Das Schnitzel abspülen, trocken tupfen und in Würfel schneiden. Mit Salz und Pfeffer würzen. Die Champignons mit einem Küchenkrepp säubern. Abwechselnd Fleisch, Champignons, Pflaumen auf die Spieße stecken und dabei den Speck wellenförmig dazwischen stecken.

▎ Eine beschichtete Grillpfanne mit Öl dünn einpinseln und die Spieße etwa 8 bis 12 Min. von allen Seiten braten.

Beilage: Reis, Kartoffeln oder Baguette.

Nährwerte pro Portion:

320 kcal/1350 kJ, 20 g Eiweiß, 16 g Fett, 23 g Kohlenhydrate, 6 g Ballaststoffe

Zucchini-Lamm-Spieße

2 Portionen · gelingt leicht

- 300 g Lammlachse
- 1 kleine Zucchini
- 8 Kirschtomaten
- 1 Knoblauchzehe
- 2 EL Olivenöl
- Salz | Pfeffer, frisch gemahlen
- 1 EL italienische Kräutermischung

▎ Das Fleisch in Würfel schneiden. Zucchini abspülen und in 2 cm dicke Scheiben schneiden. Tomaten abspülen. Den Knoblauch schälen und fein hacken. Abwechselnd Fleisch, Zucchini und Tomaten auf Spieße stecken.

▎ Aus Öl, Knoblauch, Salz, Pfeffer und italienischer Kräutermischung eine Marinade rühren. Die Spieße mit der Marinade bepinseln und 20 Min. durchziehen lassen. Eine beschichtete Grillpfanne mit Öl dünn einpinseln und die Spieße etwa 10 bis 15 Min. von allen Seiten braten.

Beilage: Brot, Kartoffeln oder Reis.

Nährwerte pro Portion:

220 kcal/920 kJ, 20 g Eiweiß, 13 g Fett, 4 g Kohlenhydrate, 1 g Ballaststoffe

Fleisch

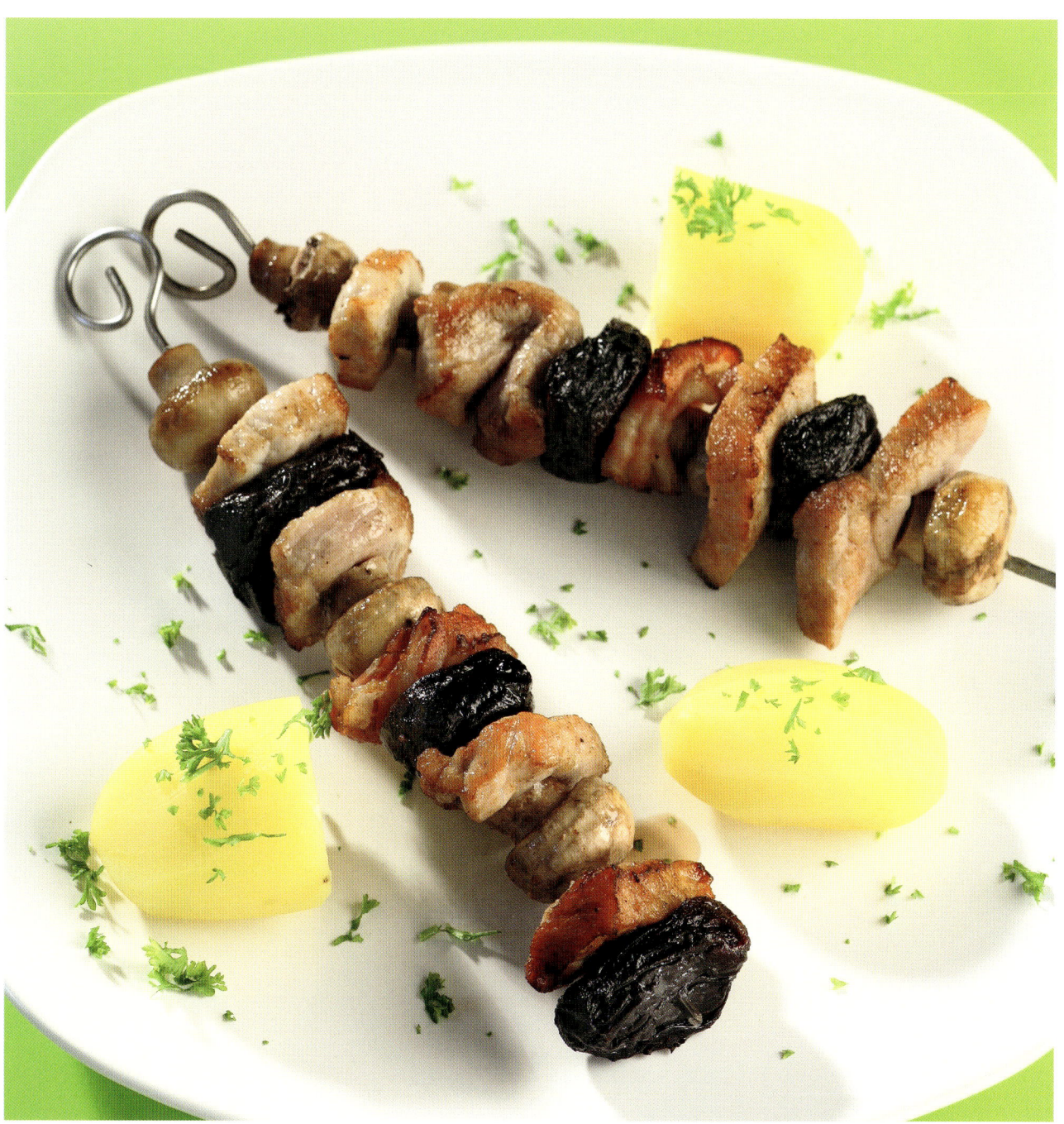

▲ Spieße mit Champignons und Backpflaumen

Für den großen Hunger

Fischpäckchen mediterran

2 Portionen · gelingt leicht

- 2 Pangasiusfischfilet à 150 g
- 4 Cocktailtomaten
- 2 Zweige Basilikum
- ½ TL gerebelter Oregano
- ¼ TL Kreuzkümmel
- Salz | Pfeffer, frisch gemahlen
- etwas Olivenöl
- Alufolie

▎ Den Fisch kalt abspülen und mit Küchenkrepp trocken tupfen. Die Tomaten abspülen, vierteln und Stielansätze entfernen. Den Backofen auf 200 Grad (Umluft 180 Grad) vorheizen. Das Basilikum abspülen und trocken tupfen. Die Blätter von den Stielen zupfen und in feine Streifen schneiden.

▎ Fischfilets salzen und würzen. 4 große Stücke Alufolie mit Olivenöl einpinseln. Je ein Stück Fischfilet auf ein Stück Alufolie legen. Tomaten und Basilikum darauf verteilen. Die Alufolie zu Päckchen falten und mit der Falz nach oben auf dem Rost auf mittlerer Schiene etwa 20 Min. garen.

Passt gut zu: Baguette und einem sommerlichen Tomatensalat.

Nährwerte pro Portion:
220 kcal/880 kJ, 35 g Eiweiß, 3 g Fett, 4 g Kohlenhydrate, 0,5 g Ballaststoffe

Wels aus dem Bratschlauch

2 Portionen · einfach zubereitet

- 2 Welsfilets à 150 g
- 1 Bund Suppengrün
- ⅛ l Weißwein
- 1 TL Salz
- 1 Pr. Zucker
- etwas Piment
- Bratschlauch

▎ Eine Bahn von 30 bis 40 cm Länge vom Bratschlauch abschneiden und deren Ende schließen. Den Fisch kalt abspülen und in den Bratschlauch legen. Das Suppengrün hinzufügen. Den Wein und ⅛ l Wasser hinzufügen. Mit Salz, Zucker und Piment würzen. Den Bratschlauch schließen.

▎ Den Bratschlauch auf den kalten Ofenrost legen, dann auf 200 Grad aufheizen. Sobald der Bratschlauch aufgeblasen ist, braucht der Fisch noch etwa 10 Min. Garzeit.

Nährwerte pro Portion:
450 kcal/1890 kJ, 44 g Eiweiß, 21 g Fett, 13 g Kohlenhydrate, 2 g Ballaststoffe

Fisch

Gefüllte Lachsforelle

Ein Festtagsessen! Es lässt sich sehr gut vorbereiten und überzeugt die Gäste schon rein optisch.

- Die Lachsforelle unter fließendem Wasser gründlich innen und außen abspülen, dann trocken tupfen. Mit Zitronensaft säuern und mit Salz und Pfeffer von innen und außen einreiben. Estragonblättchen von den Stielen zupfen und fein hacken. Etwas Estragon beiseite stellen.

- Das Weißbrot entrinden und in Würfelchen schneiden. Estragon, Gouda, Brot, Mandeln, 2 EL Crème fraîche und Senf in eine Schüssel geben und miteinander vermengen. Die Lachsforellen mit der Käse-Estragon-Masse füllen und mit Küchengarn oder Zahnstochern schließen.

- Den Backofen auf 180 Grad (Umluft 160 Grad) vorheizen. Eine Fettpfanne mit etwas Butter einfetten und die beiden Forellen hineinlegen. Die restliche Butter auf die nach oben zeigende Seite der Forellen streichen. Den Weißwein angießen und das Ganze auf unterer Schiene etwa 35 Min. garen.

- Frühlingszwiebeln in feine Ringe schneiden. Wenn die Forellen gar sind, den Weinsud abgießen, mit Wasser auf 1/8 l auffüllen, erwärmen und die Stärke unter die restliche Crème fraîche rühren. Frühlingszwiebeln und den Estragon untermengen. Mit Salz und Pfeffer abschmecken.

- Die Lachsforellen auf eine Servierplatte legen, Zahnstocher oder Küchengarn entfernen und die Forellen am Tisch enthäuten und mit Sauce überziehen.

Beilage: Salzkartoffeln und Fenchelgemüse.

Nährwerte pro Portion:
430 kcal/1800 kJ, 43 g Eiweiß, 22 g Fett, 8 g Kohlenhydrate, 0,5 g Ballaststoffe

4 Portionen · einfach zuzubereiten

1	küchenfertige Lachsforelle (à 800 g)
	Saft von ½ Zitrone
	Salz	Pfeffer, frisch gemahlen
¼	Bund Estragon
80 g	mittelalter Gouda, grob gerieben
1	Scheibe Weißbrot
1 EL	Mandeln, gehackt
100 g	Crème fraîche
1 TL	mittelscharfer Senf
20 g	Butter
100 ml	trockener Weißwein
1	Frühlingszwiebel
1 EL	Stärke

Ratatouille

3 Portionen · preisgünstig

1	Aubergine
1	Paprikaschote
1 EL	Olivenöl
1	kleine Dose Tomaten
1 EL	Kräuter der Provence
	Salz	Pfeffer, frisch gemahlen

▌ Die Aubergine längs halbieren und in Scheiben schneiden. Die Paprika putzen und in mundgerechte Würfel schneiden. Beides im Olivenöl andünsten. Die Tomaten zerkleinern und samt Saft dazugeben. Kräuter hinzufügen und alles etwa 10 Min. einkochen lassen. Mit Salz und Pfeffer würzen.

Nährwerte pro Portion:

110 kcal/450 kJ, 4 g Eiweiß, 6 g Fett, 9 g Kohlenhydrate, 4 g Ballaststoffe

Indischer Blumenkohl

4 Portionen · preisgünstig

1	Blumenkohl
2	Tomaten
1 EL	Sonnenblumenöl
1 EL	Curry
	Salz	Pfeffer, frisch gemahlen
	Kreuzkümmel

▌ Den Blumenkohl in Röschen zerteilen und in leicht gesalzenem Wasser 15 Min. garen. Tomaten vierteln, Stielansätze entfernen und grob würfeln. Das Öl in einer beschichteten Pfanne erhitzen, den abgeschreckten Blumenkohl und den Curry hineingeben und unter Wenden anbraten. Tomatenwürfel hinzugeben und 5 Min. braten. Mit Salz, Kreuzkümmel, Pfeffer und Curry würzen.

Nährwerte pro Portion:

60 kcal/240 kJ, 3 g Eiweiß, 3 g Fett, 4 g Kohlenhydrate, 4 g Ballaststoffe

Spinat mit Ingwer

2 Portionen · gelingt leicht

500 g	Spinat
1	Knoblauchzehe
2 cm	Ingwer
1 EL	Olivenöl
	Salz	Pfeffer, frisch gemahlen
	Kreuzkümmel, gemahlen

▌ Spinat abspülen, putzen, die Stiele entfernen und grob hacken. Knoblauch und den Ingwer schälen und fein hacken. Spinat, Ingwer und Knoblauch ins heiße Fett geben. Den Topf verschließen und etwa 5 Min. dünsten. Mit Salz, Pfeffer und Kreuzkümmel würzen.

Nährwerte pro Portion:

90 kcal/370 kJ, 6 g Eiweiß, 6 g Fett, 2 g Kohlenhydrate, 6 g Ballaststoffe

Gemüse

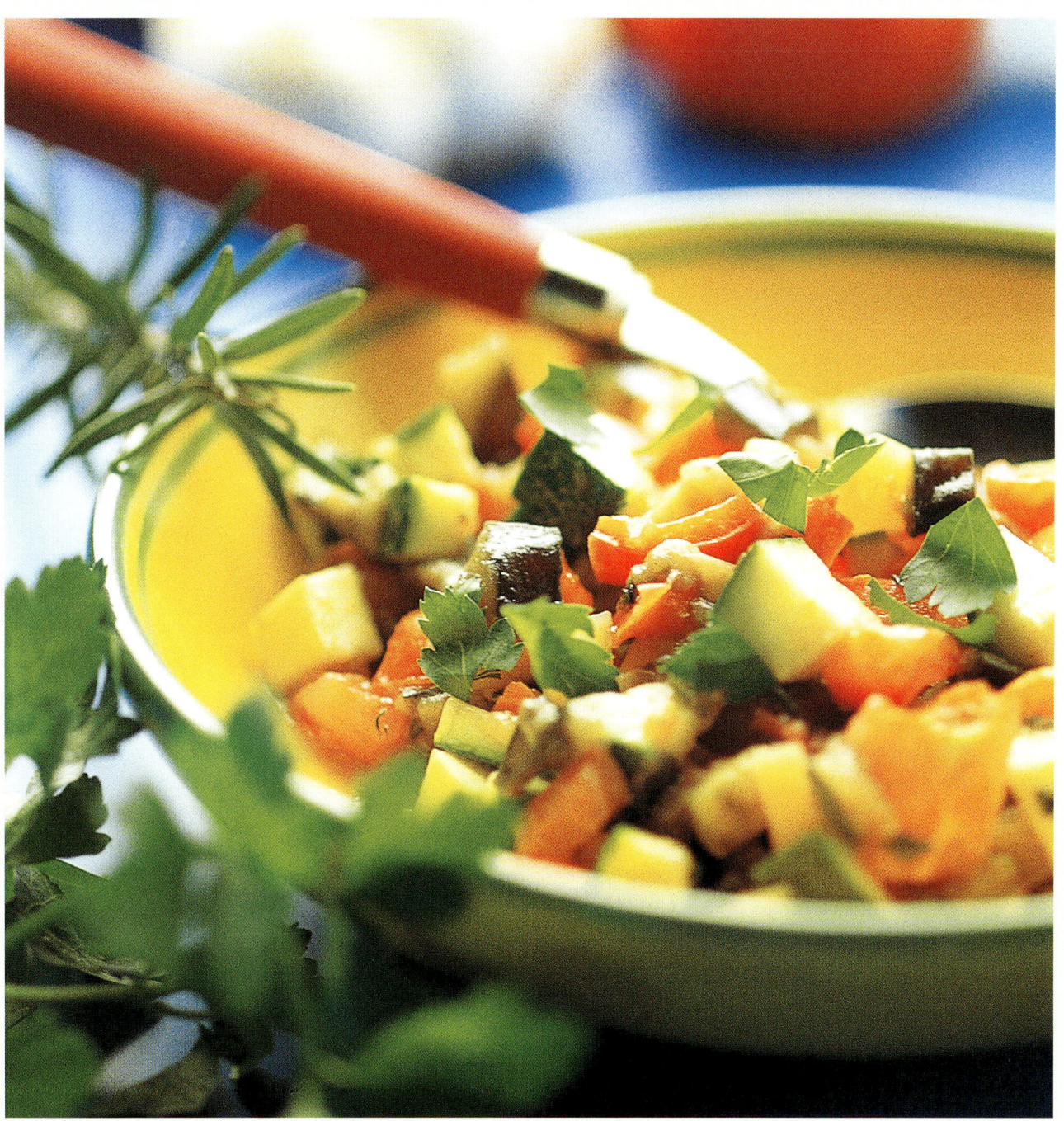

▲ Ratatouille

Für den großen Hunger

Gefüllte Grünkernbratlinge

2 Portionen · braucht etwas mehr Zeit

300 ml	Gemüsebrühe
100 g	Grünkernschrot
1	Knoblauchzehe
2 EL	Petersilie, gehackt
30 g	Mandeln, gemahlen, geschält
1	Ei
1	Eigelb
	Salz	Pfeffer, frisch gemahlen
50 g	gewürfelter Bergkäse
1 EL	Rapsöl

▪ Gemüsebrühe aufkochen, den Grünkern untermischen und 10 Min. quellen lassen. Knoblauch abziehen und fein hacken. Zusammen mit der Petersilie und den Mandeln unter den gequollenen Grünkern mischen. Den Topf vom Herd nehmen und etwas auskühlen lassen.

▪ Ei und Eigelb unter die Masse arbeiten und mit Salz und Pfeffer würzen. Den Käse würfeln. Aus der Masse kleine Bratlinge formen und diese mit je einem Käsewürfel füllen. Die Grünkernbratlinge im heißen Öl langsam von beiden Seiten goldbraun braten.

Nährwerte pro Portion:

450 kcal/1890 kJ, 21 g Eiweiß, 25 g Fett, 34 g Kohlenhydrate, 6 g Ballaststoffe

Möhren-Blumenkohl-Auflauf

2 Portionen · preisgünstig

1	Stange Lauch
2	große Möhren
½	Kopf Blumenkohl
1 EL	Sonnenblumenöl
120 g	Vollkornreis
1 TL	Curry
300 ml	Gemüsebrühe
1 EL	Butter
	Salz	Pfeffer, frisch gemahlen
3	Eier
100 g	Sahne
75 g	mittelalter Gouda, gerieben

▪ Lauch in Ringe schneiden. Möhren schälen und in Scheiben schneiden. Blumenkohl putzen, in Röschen zerteilen. Blumenkohl und Möhren etwa 10 Min. garen und den Lauch die letzten 3 Min. mitdünsten. Abtropfen lassen. Reis mit 1 Teelöffel Curry im Öl andünsten, die Gemüsebrühe angießen, die Hitze reduzieren und 25 Min. köcheln lassen.

▪ Den Backofen auf 200 Grad (Umluft 170 Grad) vorheizen. Eine flache Auflaufform mit Butter einfetten. Eier mit der Sahne verquirlen und kräftig mit Salz, Pfeffer und Curry abschmecken. Das Gemüse mit dem Reis vermengen und in die Auflaufform geben. Die Eiersahne darüber gießen und mit dem Gouda bestreuen. Auf mittlerer Schiene etwa 30 Min. backen.

Nährwerte pro Portion:

770 kcal/3230 kJ, 32 g Eiweiß, 46 g Fett, 56 g Kohlenhydrate, 10 g Ballaststoffe

Gemüse

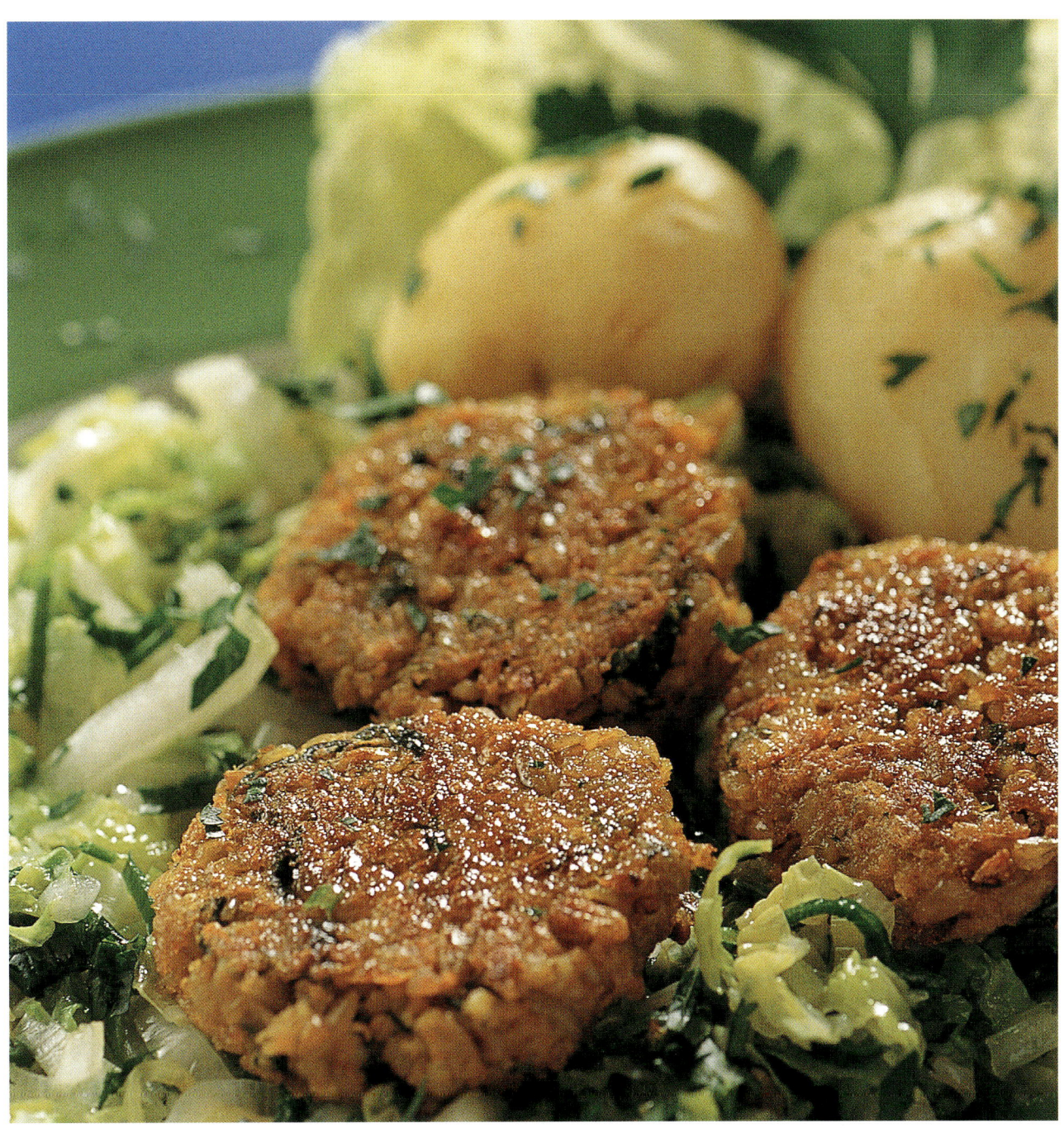

▲ Gefüllte Grünkernbratlinge

Für den großen Hunger

Fenchel al forno

Italienisch auf die leichte Art genießen – und dabei noch dem Magen-Darm-Trakt etwas Gutes tun.

2 Portionen · lässt sich gut vorbereiten

500 g	Fenchel
	Salz | Pfeffer, frisch gemahlen
	Saft von ½ unbehandelten Zitrone
250 g	reife Tomaten
	Olivenöl für die Form
½	Bund glatte Petersilie
½	Zwiebel
1	Knoblauchzehe
2 EL	Olivenöl
2 EL	Semmelbrösel
2 EL	Parmesan, gerieben

MEHR WISSEN

Kleine Warenkunde: Fenchel

Das aromatische, anisähnlich schmeckende Gemüse kommt ursprünglich aus dem Mittelmeerraum, wird aber inzwischen auch bei uns angebaut. Es gibt frühe und späte Sorten mit zarten, kleinen oder kräftigen, dicken Knollen. Achten Sie beim Einkauf darauf, dass die äußeren Knollenblätter fleischig und fleckenlos sind. Das Grün bitte nicht wegwerfen. Sie können es fein gehackt über das Gericht streuen.

- Den Fenchel abspülen, putzen und das Fenchelgrün aufbewahren. Die Knollen längs halbieren. ½ l Salzwasser zusammen mit Zitronensaft aufkochen, Fenchel hineinlegen und 20 Min. zugedeckt garen. Die Tomaten kreuzweise einritzen, kurz überbrühen, abschrecken, enthäuten, vierteln, entkernen. Das Fruchtfleisch in Stücke schneiden. Den Backofen auf 200 Grad (Umluft 180 Grad) vorheizen.

- Eine Auflaufform mit Olivenöl auspinseln, die Tomaten in die Form geben, die Fenchelhälften mit einer Schaumkelle aus dem Kochwasser nehmen, gut abtropfen lassen und in die Form legen. Alles mit etwas Fenchelbrühe beträufeln und mit Salz und Pfeffer würzen.

- Die Petersilie sehr fein hacken. Zwiebel und Knoblauchzehe schälen. Beides sehr fein hacken und im Olivenöl glasig dünsten. Semmelbrösel unterrühren und goldbraun anrösten. Die Pfanne vom Herd nehmen. Die gehackte Petersilie und den Parmesan unter die Brösel mischen.

- Die Bröselmischung auf die Fenchelhälften streuen und alles im Backofen auf der mittleren Schiene etwa 20 Min. überbacken. Das Fenchelgrün abspülen, trocken tupfen und fein hacken. Zum Schluss auf das Gemüse streuen.

Beilage: Baguette, Vollkornreis oder junge Kartoffeln.

Tipp

Fenchelknollen werden leicht trocken. Deshalb sollten Sie sie sofort nach dem Einkauf in ein feuchtes Tuch einwickeln und bis zum Verarbeiten in den Kühlschrank legen.

Nährwerte pro Portion:

270 kcal/1120 kJ, 12 g Eiweiß, 15 g Fett, 19 g Kohlenhydrate, 12 g Ballaststoffe

Gemüse

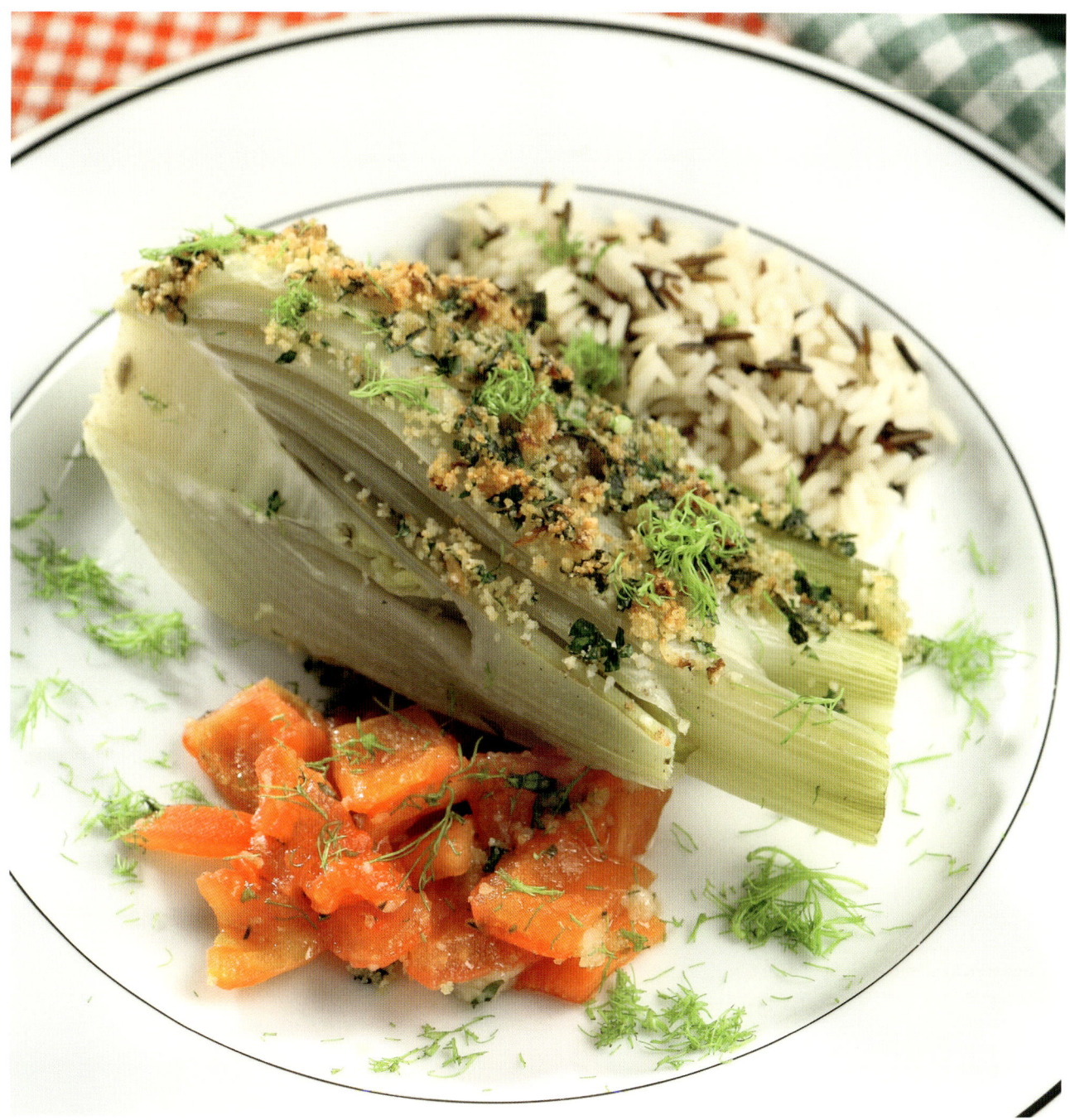

Für den großen Hunger

Tomaten-Zucchini-Gratin

Lässt sich prima vorbereiten und Sie müssen es abends nur noch schell in den Ofen schieben.

3 Portionen · lässt sich gut vorbereiten

400 g	Zucchini
400 g	Tomaten
1	Knoblauchzehe
3 EL	Olivenöl
	Salz	Pfeffer, frisch gemahlen
1	Rosmarinzweig
250 g	Sahnequark
1	Ei
50 g	Parmesan
1 Msp.	Paprikapulver, edelsüß

- Zucchini in dünne Scheiben schneiden. Tomaten in Scheiben schneiden. Knoblauch zerdrücken und in 2 EL Olivenöl anbraten. Zucchini hinzufügen. Salzen und pfeffern. Den Ofen auf 220 Grad (Umluft 190 Grad) vorheizen. Rosmarinnadeln fein hacken. Quark mit Ei und Parmesan verrühren. Kräftig mit Salz, Pfeffer, Rosmarin und Paprikapulver würzen.

- Eine Gratinform (Ø etwa 28 cm) mit Olivenöl einfetten. Den Boden mit den Zucchinischeiben auslegen. Die Tomatenscheiben gleichmäßig darauf verteilen. Zum Schluss die Quarkcreme auf die Tomaten streichen. Das Gratin auf mittlerer Schiene 20 Min. backen.

Nährwerte pro Portion:

320 kcal/1350 kJ, 20 g Eiweiß, 23 g Fett, 9 g Kohlenhydrate, 3 g Ballaststoffe

Kohlrabi-Zuckerschoten-Auflauf

Holen Sie sich mit diesem einfachen Gericht den Frühling in die Küche!

2 Portionen · geht leicht

400 g	Kartoffeln
250 g	Kohlrabi
200 g	Zuckerschoten
	Salz	Pfeffer, frisch gemahlen
	Fett für die Form
125 g	Joghurt
80 g	Sahne
2 TL	Sahnemeerrettich
je ½	Bund Kerbel und Petersilie, gehackt
50 g	Emmentaler, gerieben

- Kartoffeln und Kohlrabi schälen. Beides in ½ cm große Würfel schneiden. Die Zuckerschoten putzen und halbieren. Kartoffeln und Kohlrabi in Salzwasser 10 Min. garen. Nach 5 Min. die Zuckerschoten dazugeben. Ofen auf 200 Grad (Umluft 180 Grad) vorheizen.

- Eine Auflaufform einfetten und das abgetropfte Gemüse hineingeben. Joghurt, Sahne und Meerrettich verquirlen. Mit Salz und Pfeffer abschmecken. Die Kräuter darunterheben und über den Auflauf gießen. Den Käse darüberstreuen. Auf der mittleren Schiene etwa 35 Min. backen.

Nährwerte pro Portion:

420 kcal/1760 kJ, 17 g Eiweiß, 22 g Fett, 36 g Kohlenhydrate, 8 g Ballaststoffe

Gemüse

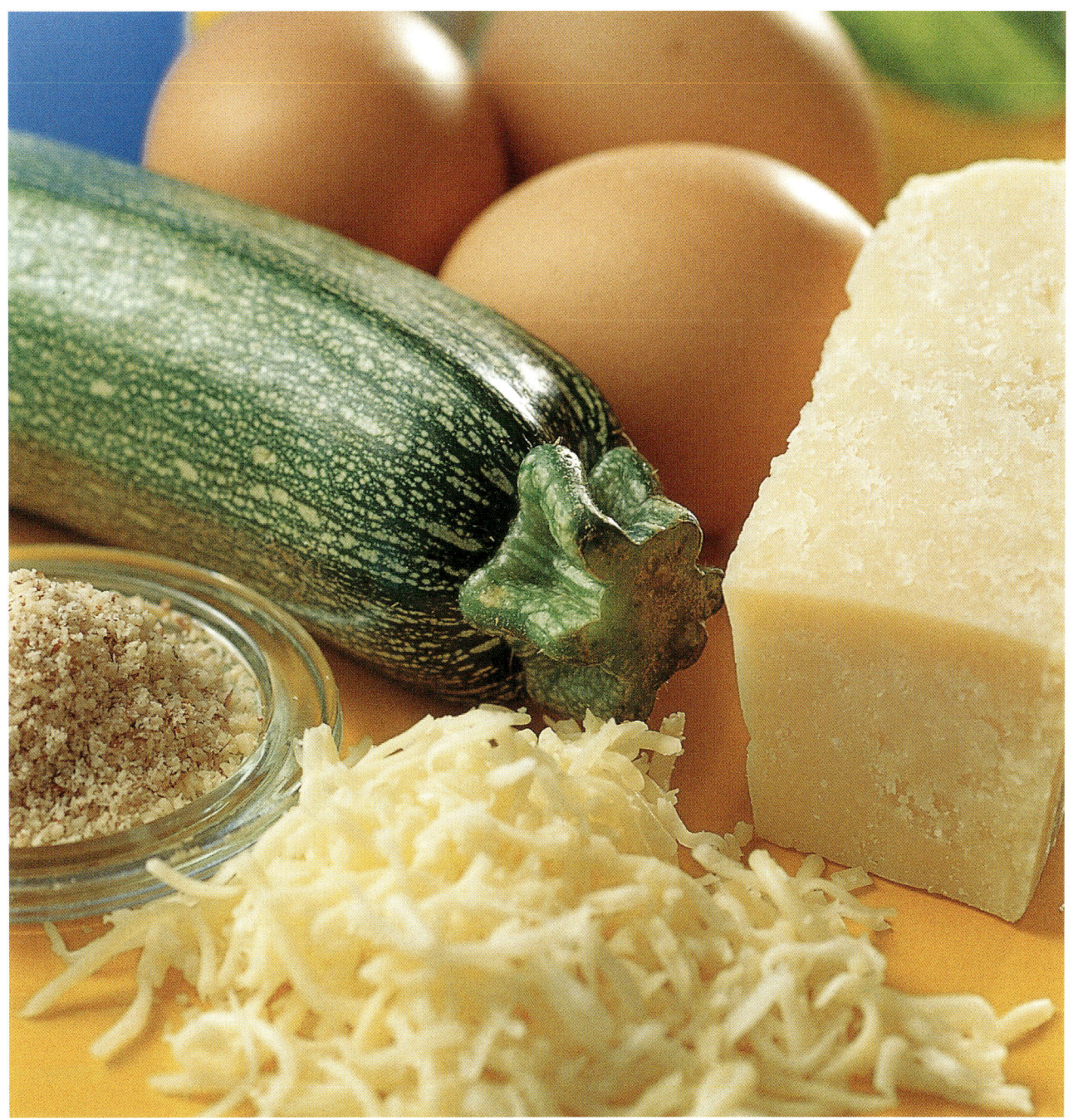

Für den großen Hunger

Lachssteak mit Gemüsenudeln

Die Gemüsestreifen geben dem Gericht eine besondere Raffinesse.

2 Portionen · braucht etwas mehr Zeit

1	Stange Lauch
1	dicke Möhre
1	kleine Zucchini
150 g	lange, dünne bunte Bandnudeln
	Salz|Pfeffer, frisch gemahlen
2	Lachssteaks à 160 g
	Saft von 1 Zitrone
20 g	Butter
30 g	Gouda, gerieben
100 ml	Fischfond
2 EL	Sahne
1 TL	Stärke
	Muskatnuss, frisch gerieben
¼	Bund krause Petersilie

- Lauch abspülen und putzen, längs halbieren und in lange, dünne Streifen schneiden. Die Möhren putzen und schälen. Mit einem Sparschäler dünne Streifen abziehen und in kaltes Wasser geben. Die Zucchini abspülen und putzen, halbieren und mit dem Sparschäler ebenfalls dünne Steifen abziehen. Halbieren und zu den Möhren geben.

- Die Bandnudeln in reichlich Salzwasser ankochen, die Gemüsestreifen hinzugeben und weitere 4 bis 5 Min. garen, bis die Nudeln al dente sind und das Gemüse gar. Anschließend auf einem Sieb abtropfen lassen.

- Die Lachssteaks kalt abspülen und trocken tupfen. Mit Zitronensaft beträufeln und mit Salz und Pfeffer würzen. Lachssteaks von beiden Seiten in der Butter goldgelb anbraten, herausnehmen und zugedeckt warm stellen.

- Den Fischfond und die Sahne in die Pfanne geben und etwas einkochen lassen. Zum Schluss den Käse einrühren und unter Rühren schmelzen lassen. Die Stärke mit etwas kaltem Wasser anrühren und die Sauce damit binden. Mit Salz, Pfeffer und Muskat und etwas Zitronensaft abschmecken.

- Die Petersilie abspülen und fein hacken. Die Nudel-Gemüse-Mischung mit der Käsesauce vermengen. Je eine Portion Nudeln mit einem Lachssteak auf einem Teller anrichten. Vor dem Servieren mit Petersilie bestreuen.

Nährwerte pro Portion:
640 kcal/2690 kJ, 44 g Eiweiß, 21 g Fett, 66 g Kohlenhydrate, 9 g Ballaststoffe

Pasta

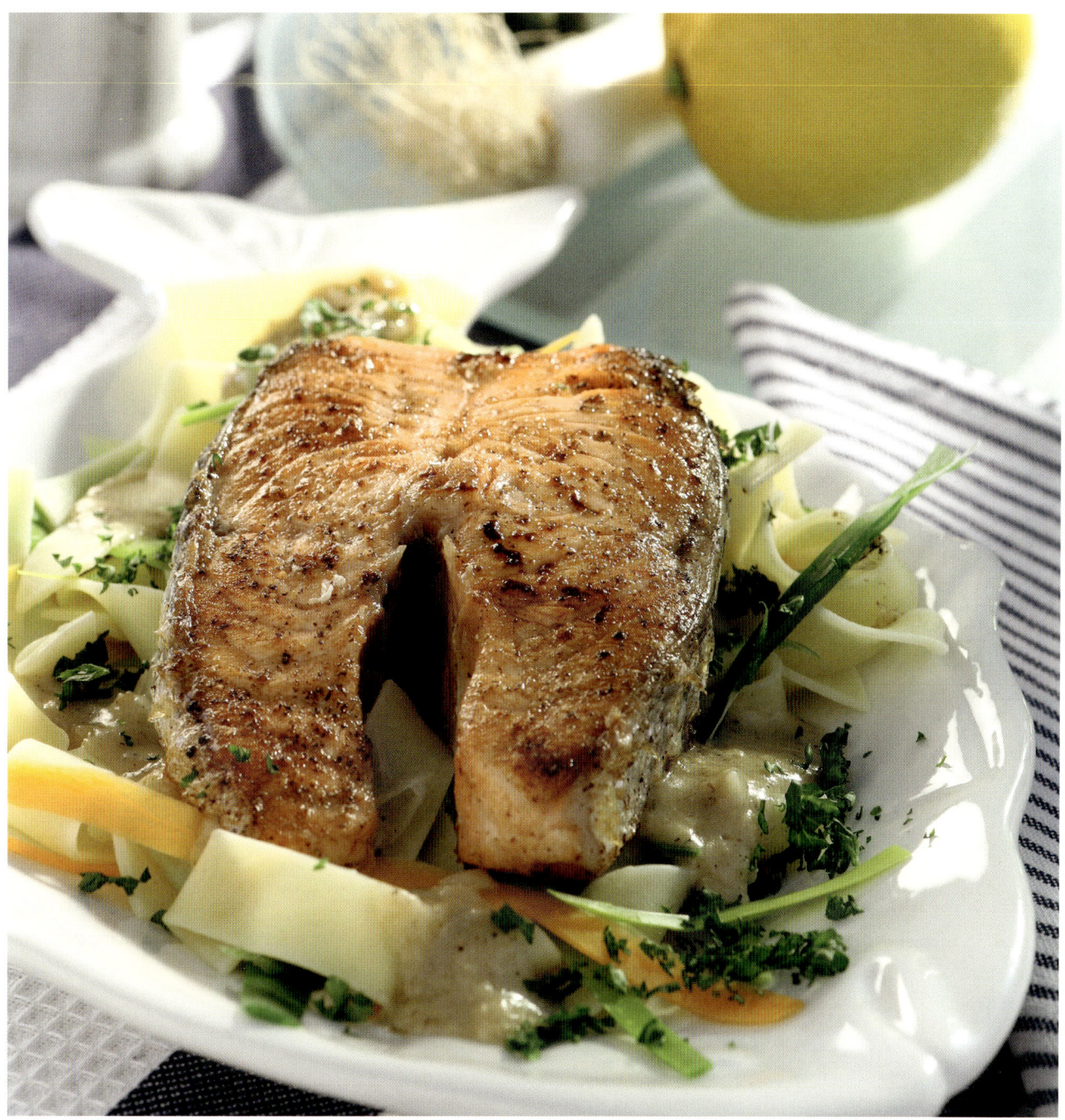

Für den großen Hunger

Fischlasagne mit Krabben und Frühlingsgemüse

Nicht nur im Frühling schmeckt diese maritime Lasagne. Von ihr lassen sich auch eingeschworene Fischmuffel überzeugen.

4 Portionen · braucht etwas mehr Zeit

250 g	Schollenfilet
250 g	Lachsfilet
100 g	geschälte Tiefseegarnelen
	Saft von ½ Zitrone
	Salz	Pfeffer, frisch gemahlen
100 g	tiefgekühlte Erbsen
150 g	junge Möhren
1	Bund Frühlingszwiebeln
3 EL	Butter
3 EL	Mehl
¼ l	Milch
3 EL	Dill, fein gehackt
3 EL	Petersilie, fein gehackt
	Muskat, frisch gerieben
200 g	Lasagneblätter (ohne Vorkochen)
50 g	Parmesan, gerieben
100 g	Gouda, gerieben

- Fisch und Krabben kalt abspülen, mit Küchenkrepp trocken tupfen. Die Schollenfilets in zwei lange Stücke teilen. Den Lachs in mundgerechte Würfel schneiden. Alles in eine flache Schale geben, salzen, pfeffern und mit Zitronensaft beträufeln. Abgedeckt kühl stellen.

- Die Erbsen antauen lassen. Die Möhren und die Frühlingszwiebeln abspülen und putzen. Die Frühlingszwiebel in ganz feine Ringe schneiden. Die Möhren fein würfeln. Das ganze Gemüse etwa 5 Min. zugedeckt in 1 EL Butter dünsten. Mit Salz und Pfeffer würzen.

- Für die Béchamelsauce die restliche Butter zerlassen, das Mehl darin anschwitzen und unter Rühren die Milch dazugießen. Aufkochen und mit Salz, Pfeffer und Muskat würzen. Dann die Kräuter unterrühren. Eine Auflaufform einfetten und den Backofen auf 200 Grad (Umluft 180 Grad) vorheizen.

- Den Boden der Auflaufform mit etwas Béchamelsauce bedecken. Eine Schicht Nudelplatten darauflegen. Die Schollenfilets drauflegen und mit etwas Parmesan bestreuen. Dann wieder mit der Béchamelsauce beginnen, etwa ¾ des Gemüses dazugeben und mit Parmesan bestreuen. Eine Schicht Nudelplatten darauflegen.

- Nun die Lachswürfel einschichten. Etwas Béchamelsauce und Parmesan darübergeben. Mit Lasagneplatten bedecken und mit dem restlichen Gemüse, mit den Garnelen und zum Schluss mit Béchamelsauce beträufeln. Den restlichen Parmesan und den Gouda über die letzte Schicht geben. Die Lasagne auf mittlerer Schiene etwa 40 Min. backen.

Tipp

Da Scholle recht teuer ist, können Sie auch Rotbarsch, Seelachs oder Kabeljau verwenden. Würfeln Sie die Filets, damit sie in der Zeit gar werden.

Nährwerte pro Portion:
690 kcal/2900 kJ, 55 g Eiweiß, 27 g Fett, 56 g Kohlenhydrate, 7 g Ballaststoffe

Pasta

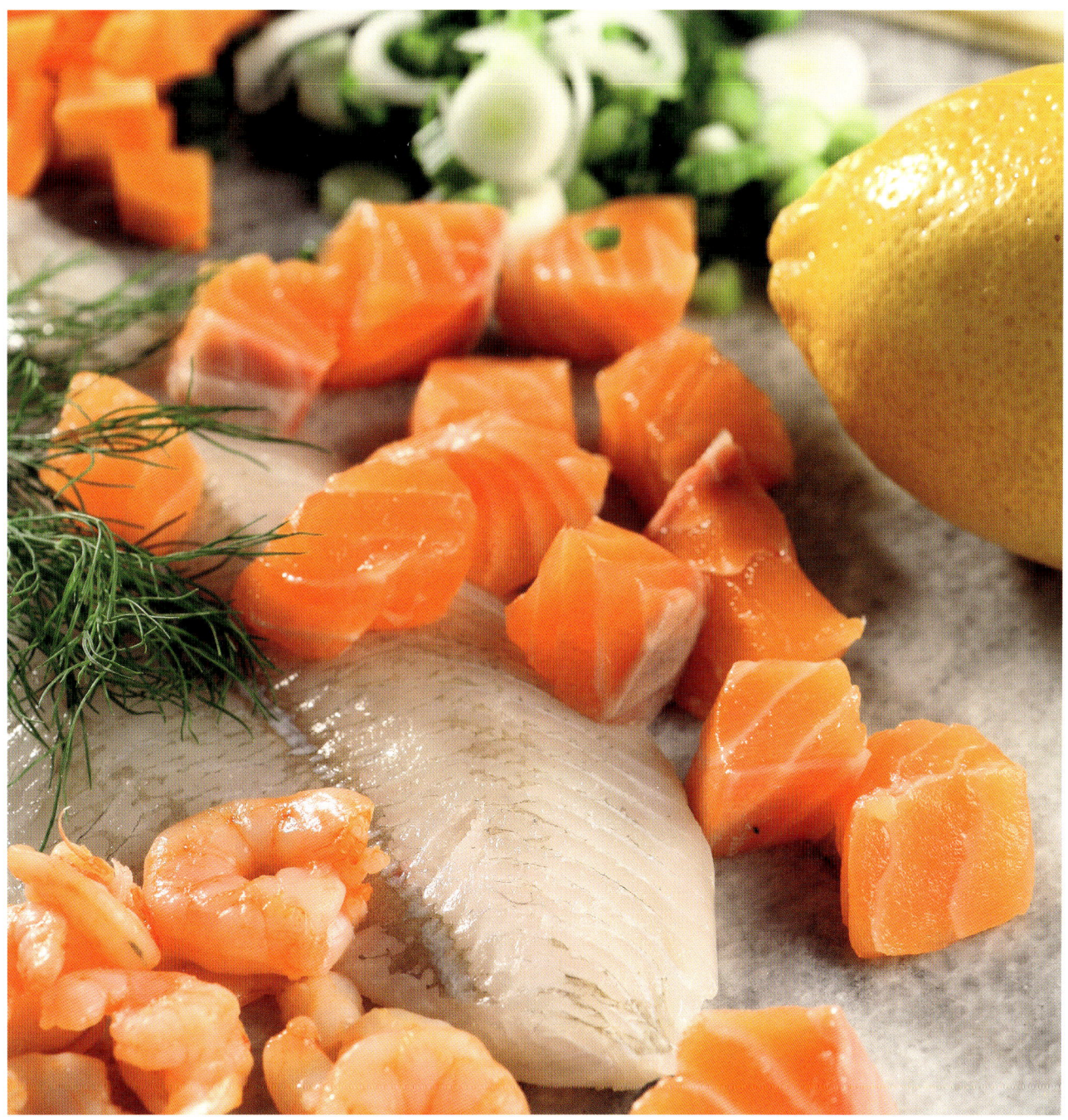

Für den großen Hunger

Bandnudeln mit Rinderfilet und Mangold

2 Portionen · gelingt schnell

250 g	Rinderfilet
2 EL	Olivenöl
2 EL	Sojasauce
1 EL	Stärke
200 g	Bandnudeln
400 g	Mangold
2 cm	Ingwer
1	Knoblauchzehe
	Saft von einer ½ Limette
200 ml	Hühnerbrühe

▪ Das Fleisch in Scheiben schneiden und mit 1 EL Öl, der Sojasauce und der Stärke mindestens 1 Stunde marinieren. Die Nudeln nach Packungsanweisung kochen. Anschließend die Mangoldblätter in breite Streifen und die Stiele in Stifte schneiden. Den Ingwer und den Knoblauch schälen und fein hacken.

▪ Das restliche Öl erhitzen. Das Rinderfilet sehr heiß darin anbraten. Den Ingwer, den Knoblauch, den Mangold und die Nudeln dazugeben und anschließend mit dem Limettensaft ablöschen. Nun mit der Hühnerbrühe aufgießen und aufkochen. Das Ganze mit Salz und Pfeffer abschmecken.

Nährwerte pro Portion:
760 kcal/3290 kJ, 53 g Eiweiß, 25 g Fett, 80 g Kohlenhydrate, 10 g Ballaststoffe

Mediterranes Kartoffelgulasch

2 Portionen · preisgünstig

200 g	frischer Blattspinat
	Salz ǀ Pfeffer, frisch gemahlen
3	Tomaten
1	Knoblauchzehe
400 g	Kartoffeln
1 EL	Olivenöl
1 TL	getrockneter Oregano
500 ml	Hühnerbrühe (Instant)
1 TL	Zitronensaft

▪ Den Spinat abspülen, putzen, in wenig Salzwasser 2 Min. blanchieren. Spinat gut ausdrücken und grob hacken. Tomaten überbrühen und häuten. Vierteln, entkernen und würfeln. Knoblauch schälen und würfeln. Die Kartoffeln abspülen, schälen und in 1 cm große Würfel schneiden.

▪ Knoblauch im heißen Öl glasig dünsten, Kartoffeln und Brühe dazugeben und mit Oregano würzen. 15 Min. kochen lassen, bis die Kartoffeln bissfest sind. Spinat und Tomaten darin 3 Min. mitkochen lassen und die Brühkartoffeln mit Salz, Pfeffer und Zitronensaft abschmecken.

Nährwerte pro Portion:
210 kcal/880 kJ, 8 g Eiweiß, 6 g Fett, 29 g Kohlenhydrate, 8 g Ballaststoffe

Pasta

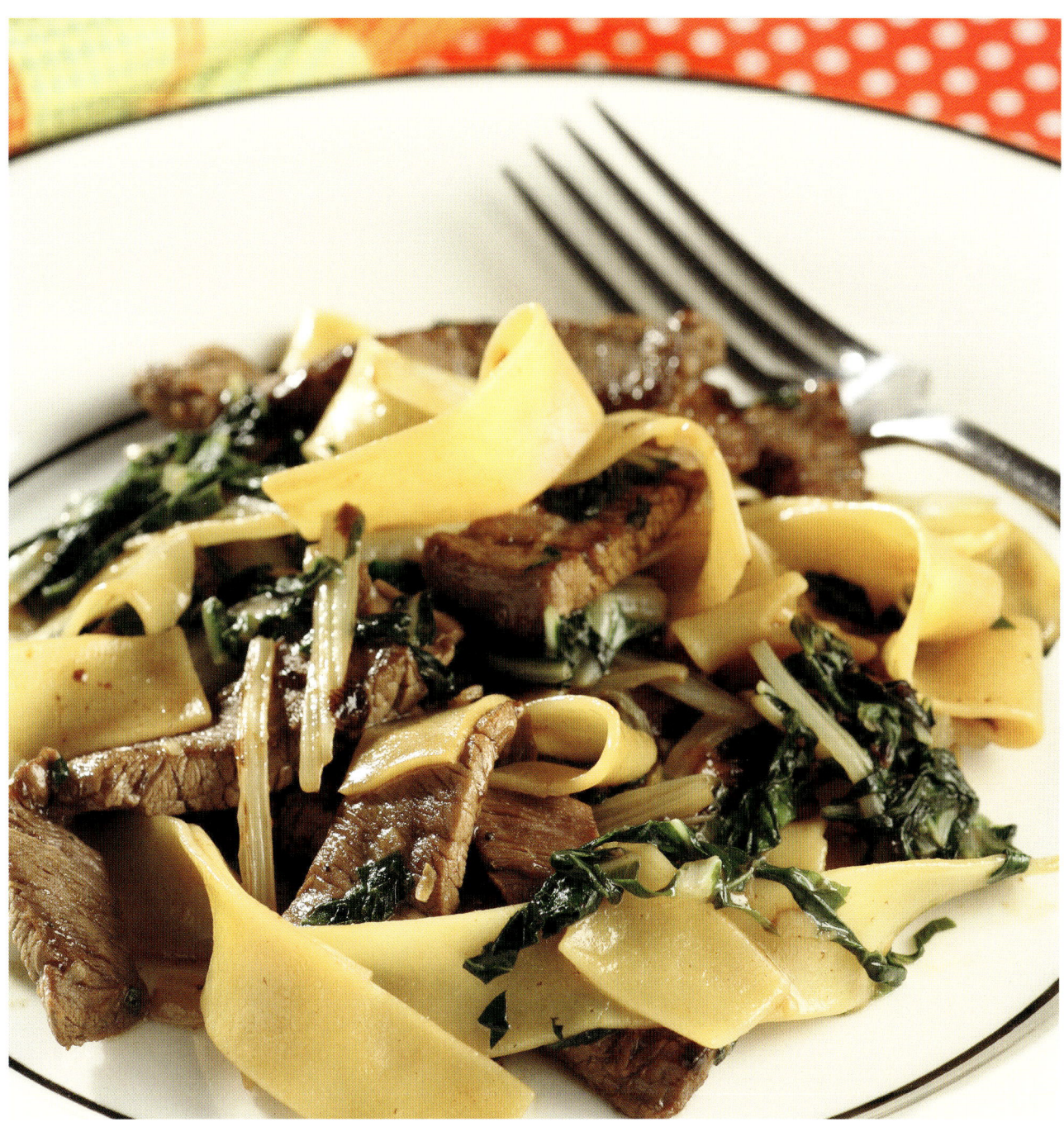

▲ Bandnudeln mit Rinderfilet und Mangold

Für den großen Hunger

Kartoffel-Omelett mit Krabben

Ein Klassiker, der sich beliebig nach Lust, Laune und Jahreszeit variieren lässt.

2 Portionen · gelingt leicht

400 g	festkochende Kartoffeln
	Salz	Pfeffer, frisch gemahlen
1	Frühlingszwiebel
100 g	Erbsen (tiefgekühlte)
2 EL	Butter
3 EL	Olivenöl
½	Bund Dill
100 g	gegarte und geschälte Nordseekrabben
3	Eier

- Die Kartoffeln abspülen und in Salzwasser etwa 20 Min. bissfest kochen. Sofort pellen und ganz auskühlen lassen. Die Frühlingszwiebel putzen, abspülen und in Ringe schneiden. Mit den Erbsen in der Butter andünsten und zugedeckt bei mittlerer Hitze mit 1 EL Wasser 10 Min. garen. Mit Salz und Pfeffer würzen. Inzwischen die Kartoffeln in dünne Scheiben schneiden.

- In einer feuerfesten, beschichteten Pfanne 2 EL Öl erhitzen und die Kartoffeln darin verteilen. Bei mittlerer Hitze etwa 15 Min. braten. Den Backofen auf 200 Grad (Umluft 180 Grad) vorheizen.

- Kartoffeln mit Salz und Pfeffer würzen, wenden, im übrigen Öl in 5 Min. auf die gleiche Weise weiter braten. Den Dill abspülen, trocken schütteln und fein hacken. Zum Schluss die Erbsen, Krabben und Dill dazugeben und alles vermengen.

- Die Eier schaumig schlagen und in die Pfanne gießen. 1 Min. stocken lassen, dann die Pfanne für 10 Min. auf mittlerer Schiene in den Backofen schieben, bis die Eimasse gestockt ist.

Beilage: Grüner oder gemischter Salat.

Tipp
Dieses Gericht lässt sich gut aus Kartoffeln vom Vortag zubereiten.

Variante: Anstelle von Erbsen, Krabben und Dill können Sie auch 150 g grüne Bohnen, 100 g gewürfeltes Kasslerfleisch und ½ Bund Petersilie verwenden. Sehr beliebt ist auch die Kombination aus 200 g Blattspinat, 100 g Räucherlachs und ½ Bund Schnittlauch.

Nährwerte pro Portion:
560 kcal/2350 kJ, 28 g Eiweiß, 34 g Fett, 33 g Kohlenhydrate, 7 g Ballaststoffe

WARME HAUPTGERICHTE

Kartoffeln

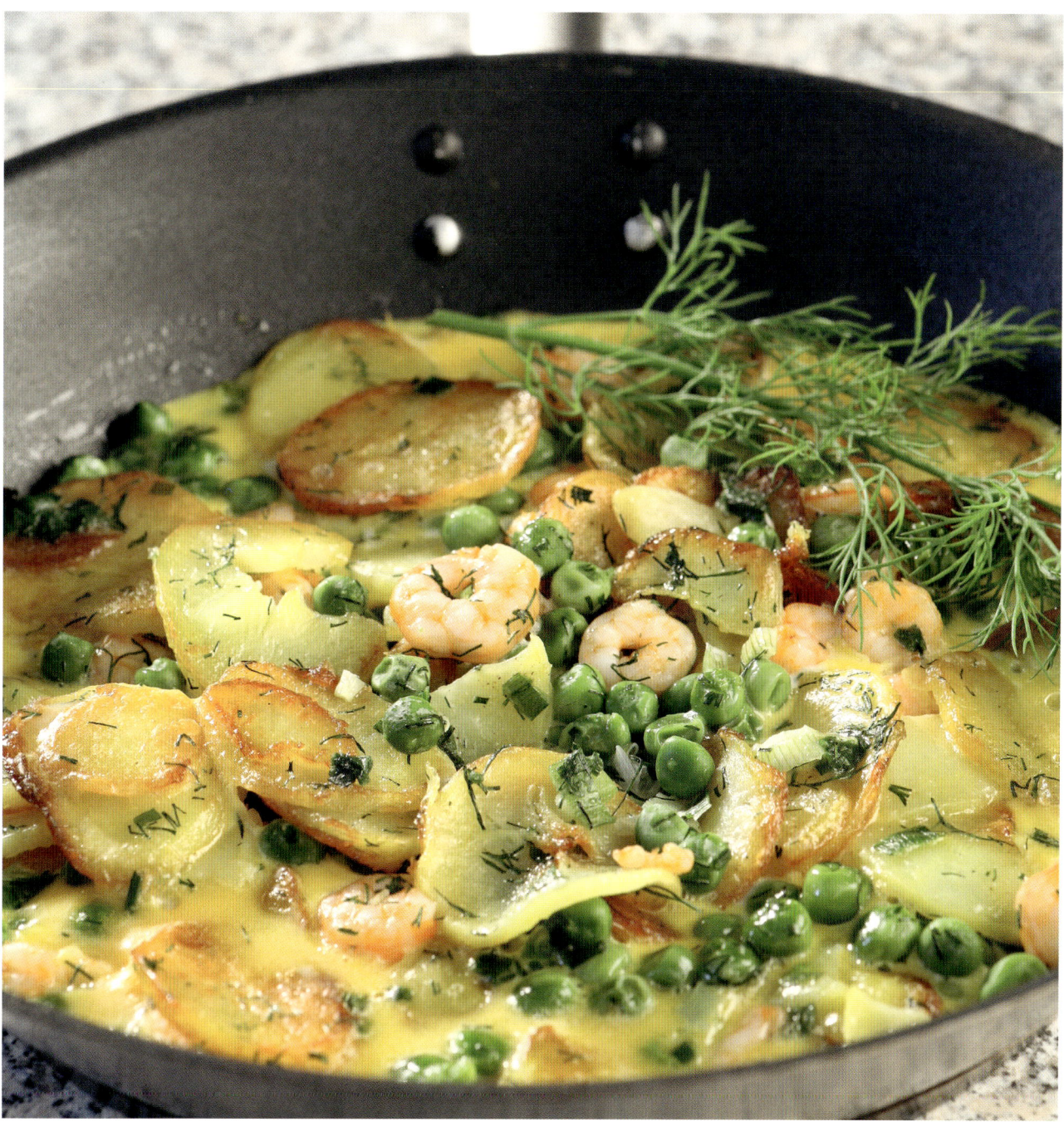

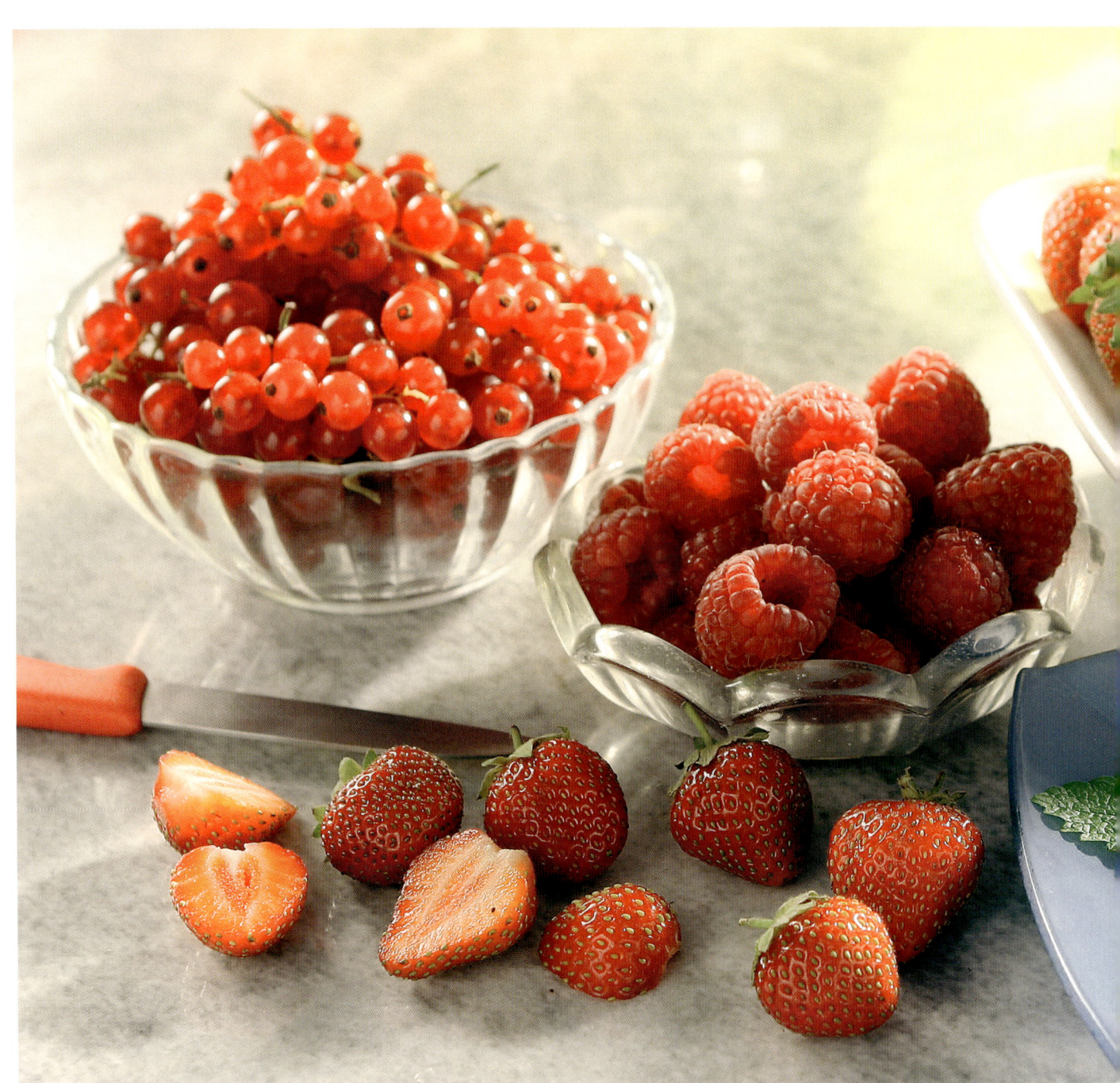

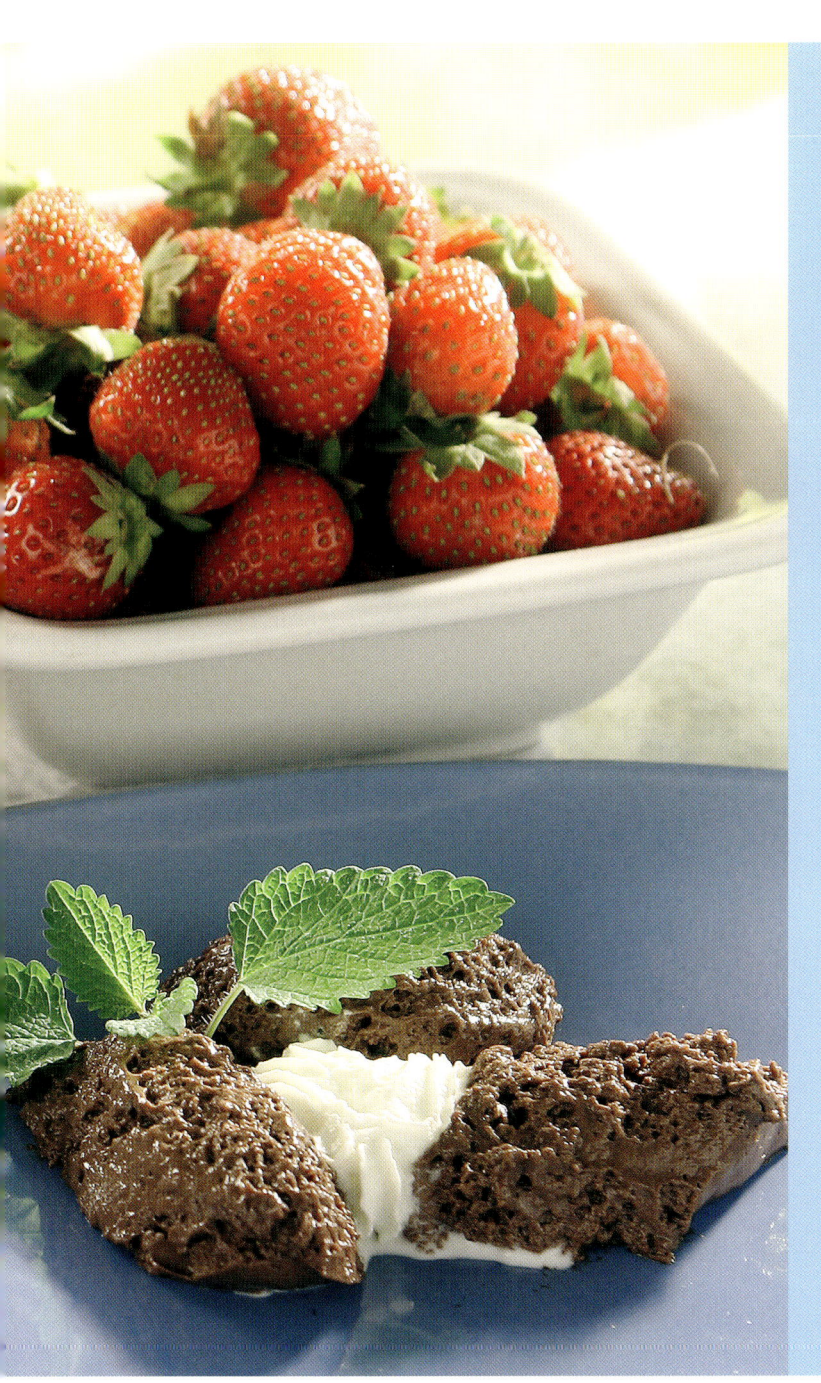

Desserts und Süßspeisen

Zum guten Schluss

Pflaumen-Crumble

Saftige Pflaumen und knusprige Streusel – ein blitzschnelles Dessert, auch prima als schneller Kuchen.

2–3 Portionen · preisgünstig

- 250 g Pflaumen
- 50 g Butter
- 1 TL Zimt
- 50 g Zucker
- 50 g Haferflocken
- 50 g Mehl (Type 550)

▪ Die Pflaumen abspülen, halbieren und entsteinen. Große Pflaumen vierteln. Eine Auflaufform mit Butter einfetten. Die Pflaumen dicht nebeneinander in die Form setzen. Mit Zimt und 2 Esslöffeln Zucker bestreuen. Backofen auf 200 Grad (Umluft 180 Grad) vorheizen.

▪ Die Butter schmelzen. Haferflocken, Mehl und den restlichen Zucker in eine Schüssel geben und vermischen. Die flüssige Butter hinzufügen und das Ganze zu Streuseln verkneten. Die Streusel über die Pflaumen streuen. Crumble auf der unteren Schiene etwa 30 Min. backen.

Nährwerte pro Portion:
350 kcal/1460 kJ, 4 g Eiweiß, 15 g Fett, 47 g Kohlenhydrate, 3 g Ballaststoffe

Obstsalat mit Datteln

Die frischen Datteln schmecken einfach köstlich im Fruchtsalat.

2–3 Personen · geht schnell

- 2 Orangen
- ½ kleine Dose Ananasstückchen im eigenen Saft
- 100 g frische Datteln
- 100 g Joghurt
- Zimt
- 2 EL Leinsamen

▪ Die Orangen so schälen, dass die weiße Haut ebenfalls entfernt wird. Den dabei austretenden Saft auffangen. Die Filets mit einem scharfen Messer aus den Trennhäuten scheiden (siehe Seite 131).

▪ Die Datteln längs halbieren, den Kern entfernen und die Datteln in Streifen schneiden. Ananas abtropfen lassen. Orangen samt Saft mit Datteln und Ananas mischen und auf 2 Schalen verteilen. Joghurt, Zimt und Leinsamen verrühren und über den Obstsalat geben.

Nährwerte pro Portion:
190 kcal/810 kJ, 4 g Eiweiß, 4 g Fett, 34 g Kohlenhydrate, 7 g Ballaststoffe

Desserts

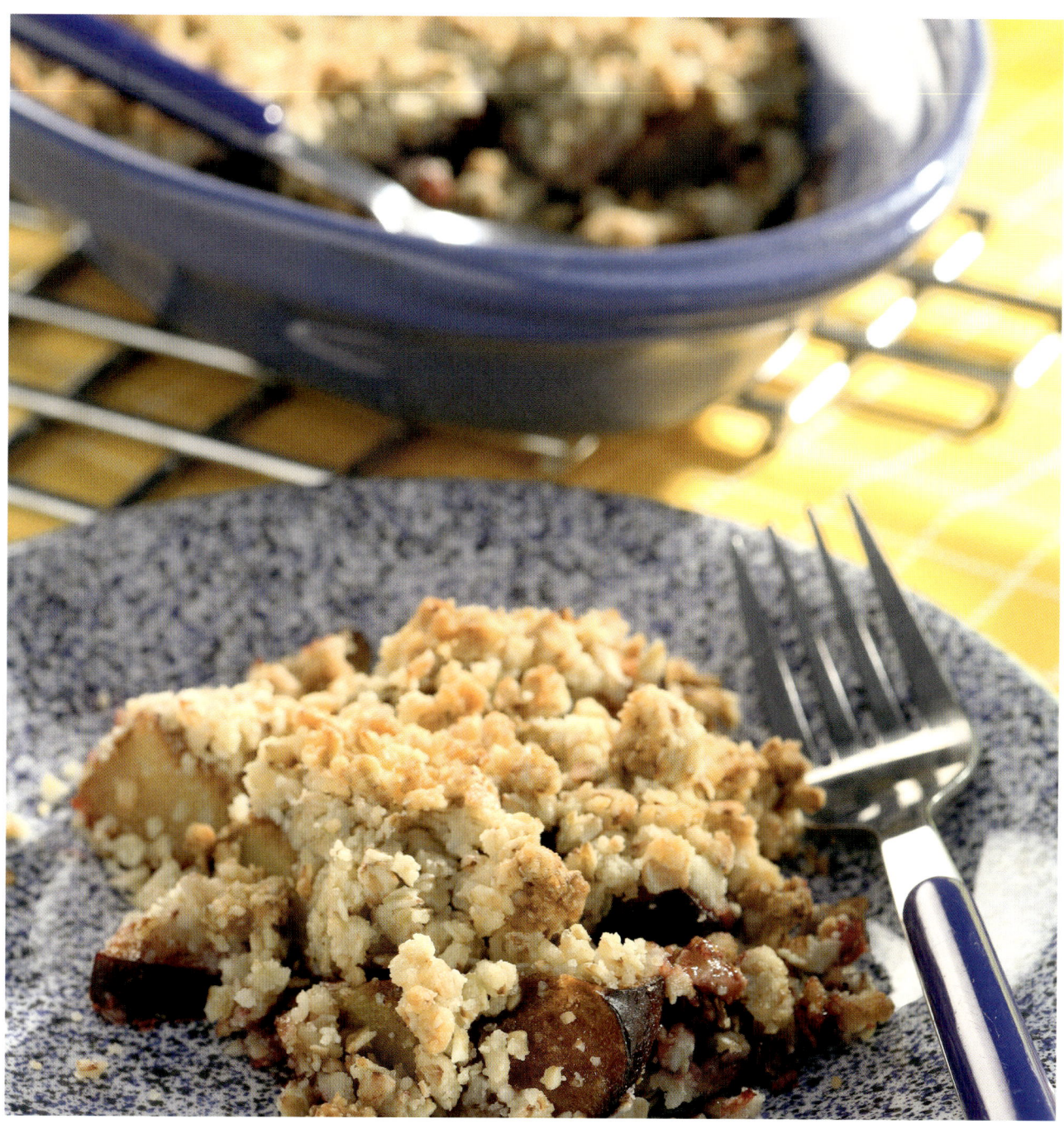

▲ Pflaumen-Crumble

Zum guten Schluss

Bratäpfel mit Marzipan-Leinsamen-Füllung

2 Portionen · preisgünstig

2	Äpfel, z. B. Boskop
1 TL	Zitronensaft
20 g	Rohmarzipan
10 g	Leinsamen
¼ TL	Zimt
5 g	Butter

- Backofen auf 180 Grad (Umluft 160 Grad) vorheizen. Äpfel abspülen und das Kerngehäuse entfernen. Innen mit Zitronensaft beträufeln, außen mehrfach einstechen und in eine Auflaufform setzen.

- Für die Füllung Leinsamen im Wechsel mit Marzipan und Zimt in die Bratäpfel füllen. Mit Marzipan beginnen und abschließen. Auf jeden Bratapfel eine Prise Zimt streuen und ein Butterflöckchen setzen. Auf der mittleren Schiene 30 Min. backen, bis die Äpfel weich sind.

Passt gut zu: Vanillesauce oder Vanilleeis.

Nährwerte pro Portion:

160 kcal/640 kJ, 3 g Eiweiß, 8 g Fett, 18 g Kohlenhydrate, 4 g Ballaststoffe

Westfälische Kirsch-Quark-Creme

4 Portionen · preisgünstig

300 g	Schattenmorellen (aus dem Glas)
1 EL	Speisestärke
3 EL	Zucker
200 g	Sahne
250 g	Quark, 20 % Fett
6 EL	Milch
1	Päckchen Vanillezucker
50 g	Pumpernickel

- Die Kirschen abtropfen lassen, den Saft dabei auffangen. 125 ml Saft in einem kleinen Topf erwärmen. Zuvor 5 Esslöffel abnehmen und mit Speisestärke und 1 Esslöffel Zucker verrühren. Die Stärkemischung in den kochenden Kirschsaft geben. Einmal aufkochen lassen, die Kirschen hinzufügen und vom Herd nehmen.

- Die Sahne steif schlagen. Quark mit Milch, dem restlichen Zucker und Vanillezucker verrühren. ¾ der Sahne unterheben, die restliche Sahne kalt stellen. Pumpernickel zerkrümeln. Die Kirschen, Krümel und Quark abwechselnd in eine Servierschüssel einschichten.

- Mit den Kirschen beginnen und mit der Quarkmasse abschließen. Die restliche Sahne in einen Spritzbeutel mit Sterntülle geben und das Dessert mit Sahnetupfern und Pumpernickelkrümeln verzieren.

Nährwerte pro Portion:

320 kcal/1350 kJ, 5 g Eiweiß, 20 g Fett, 31 g Kohlenhydrate, 3 g Ballaststoffe

Desserts

Orangen-Grapefruit-Salat

Herrlich frisch und besonders gut, wenn der Hauptgang etwas üppiger ausgefallen ist.

- Die Orangen und Grapefruit so schälen, dass die weiße Haut ebenfalls entfernt wird. Den dabei austretenden Saft auffangen. Die Filets mit einem scharfen Messer aus den Trennhäuten schneiden.

- Fruchtfilets mit dem aufgefangenen Saft in eine Schüssel geben und mit dem Grand Marnier und dem Honig etwa 1 Stunde marinieren. Kurz vor dem Servieren mit den Pistazienkernen garnieren.

2 Portionen · preisgünstig

- 1 Orange
- 1 Blutorange
- 1 rosa Grapefruit
- 2 EL Grand Marnier
- 1 EL Blütenhonig
- 2 TL Pistazien

Nährwerte pro Portion:
140 kcal/600 kJ, 2 g Eiweiß, 3 g Fett, 20 g Kohlenhydrate, 3 g Ballaststoffe

Zitrusfrüchte filetieren – so geht's

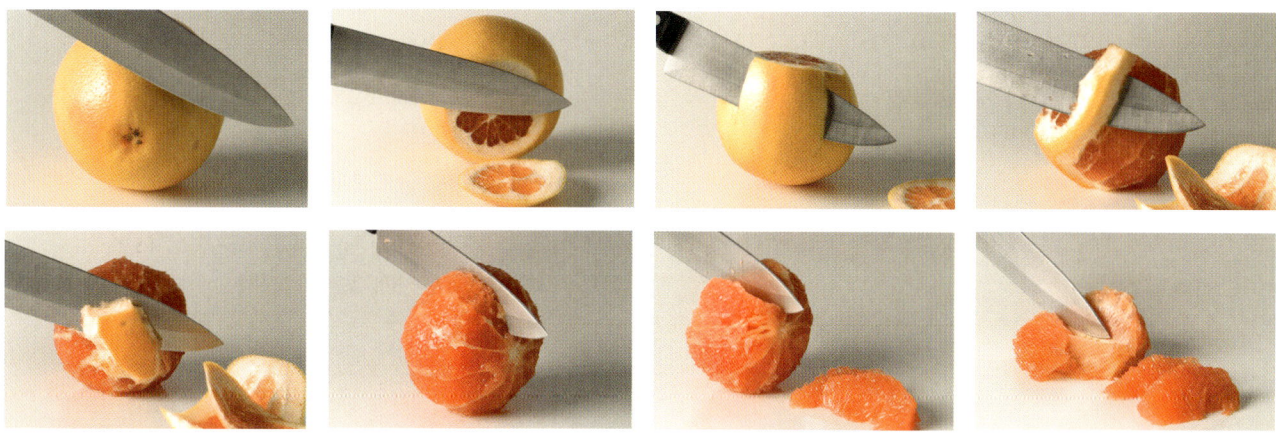

Zum guten Schluss

Reisauflauf mit Rhabarberkompott

Wenn es wieder frischen Rhabarber gibt, weiß man, dass Sommer ist.

4 Portionen · preisgünstig

350 ml	Milch
80 g	Milchreis
1 TL	abgeriebene Zitronenschale
1 Pr.	Salz
2	Eier
40 g	Vanillezucker
20 g	Butter
500 g	Rhabarber
1/8 l	trockener Weißwein
2 EL	Zucker
1 EL	Speisestärke
3 EL	Orangensaft

- Die Milch zum Kochen bringen. Reis, Zitronenschale und Salz zugeben und etwa 30 Min. quellen lassen. Die Eier trennen. Eigelb, Vanillezucker und Butter schaumig rühren und den etwas abgekühlten Milchreis untermengen. Eiweiß zu Schnee schlagen und diesen vorsichtig unterheben.

- Die Reismasse in eine gefettete Auflaufform geben und im Backofen bei 180 Grad (Umluft 160 Grad) etwa 30 Min. backen. Für das Kompott den Rhabarber schälen und in 3 cm lange Stücke schneiden, mit dem Wein und Zucker in einen Topf geben und weich kochen. Stärke mit dem Orangensaft verrühren, zum Rhabarber geben und noch einmal kurz aufkochen. Zum Reisauflauf servieren.

Nährwerte pro Portion:
350 kcal/1490 kJ, 9 g Eiweiß, 15 g Fett, 40 g Kohlenhydrate, 3 g Ballaststoffe

Blitzschnelles Beerensorbet

Köstlich und dank der Beeren ein kleines Vitalstoffwunder!

4 Portionen · geht schnell

250 g	gemischte Beeren (tiefgekühlt)
3–4 EL	Puderzucker
2 EL	Zitronensaft
1–2 EL	Himbeergeist
	Minzeblättchen zum Garnieren

- Alle Zutaten mit Ausnahme der Minze zusammen in die Schüssel der Küchenmaschine geben. Die Zutaten mit dem Messereinsatz zuerst kurz auf niedrigster Stufe, dann etwa 3 Min. auf höchster Stufe zu einem cremigen Sorbet verarbeiten.

- Aus dem Sorbet mithilfe eines Eisportionierers Kugeln formen und diese in hohe Dessertgläser geben. Das Sorbet mit den Minzeblättchen garnieren und sofort servieren.

Nährwerte pro Portion:
80 kcal/340 kJ, 1 g Eiweiß, 0 g Fett, 16 g Kohlenhydrate, 0,5 g Ballaststoffe

Desserts

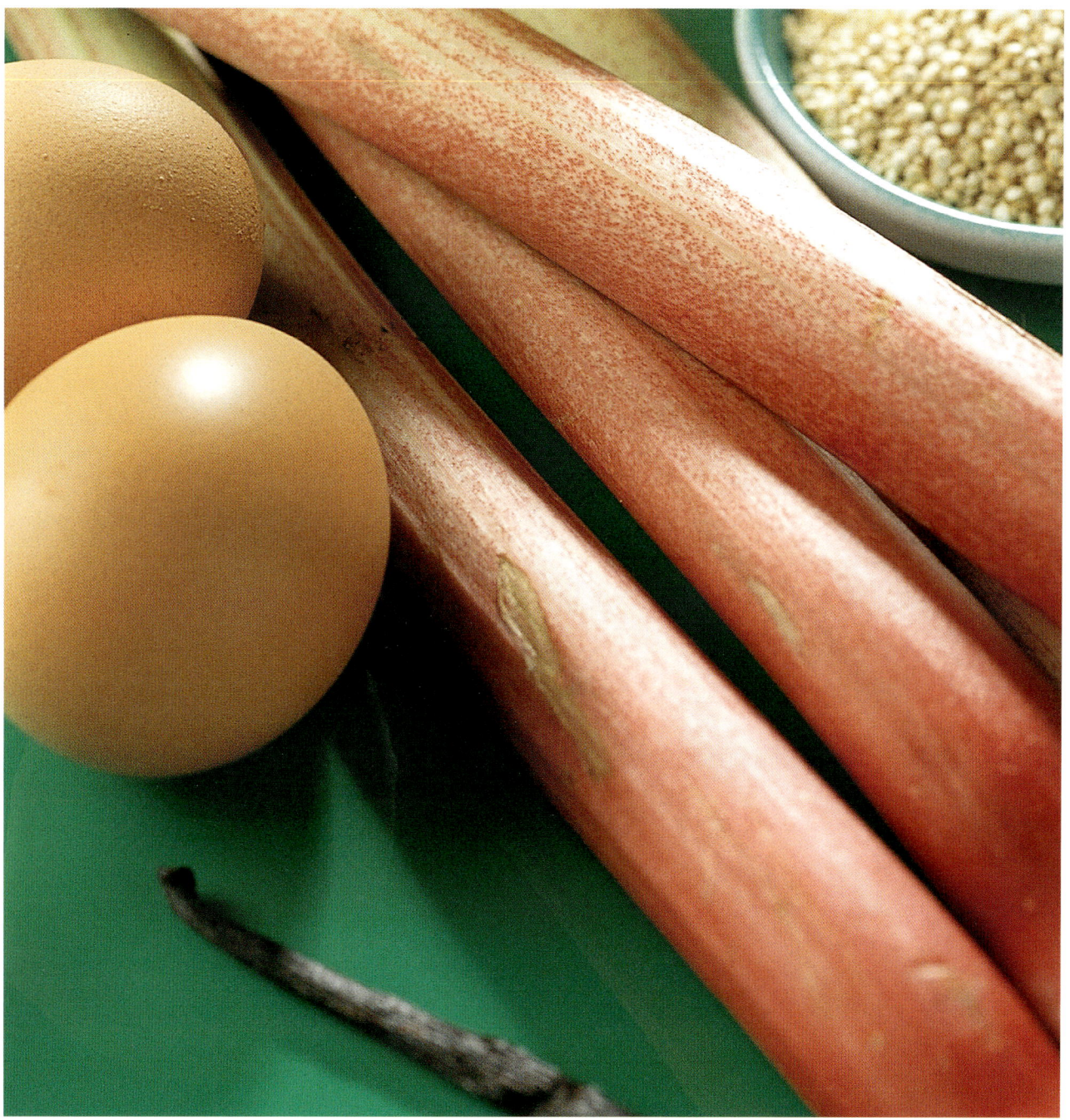

Zum guten Schluss

Ananas-Quark-Creme

Gut vorzubereiten und prima auch für Ihre Gäste.

4 Portionen · gelingt leicht

1	Ananas
2 EL	Zitronensaft
100 g	Löffelbiskuit
250 g	Magerquark
2 EL	brauner Zucker
2 EL	Milch (1,5 % Fett)
1 EL	Kokossirup
2	Apfelsinen
100 g	Weintrauben

▎ Von der Ananas Blattschopf und Boden abschneiden. Die Frucht schälen, braune Stellen mit einem spitzen Messer herausschneiden. Ananas vierteln, den harten Mittelstrunk entfernen. Etwa die Hälfte der Frucht mit dem Zitronensaft pürieren. Das restliche Fruchtfleisch in mundgerechte Stücke schneiden und beiseite stellen.

▎ Die Löffelbiskuits in einen Gefrierbeutel geben und mit einem Nudelholz zu feinen Bröseln rollen. Die Keksbrösel mit dem Ananaspüree vermischen. Quark mit Zucker, Milch und Kokossirup glatt rühren. Die Apfelsinen mit der weißen Haut schälen und filetieren, den Saft dabei auffangen.

▎ Die Weintrauben abspülen, abtropfen lassen, von der Rebe lösen und halbieren. Weintraubenhälften mit den Ananasstückchen, Apfelsinenspalten und dem aufgefangenen Saft vermischen. Weite, tiefe Trinkgläser mit dickem Boden schichtweise mit Obst, Quarkcreme und Keks-Ananas-Püree füllen und dabei mit Obst abschließen.

Nährwerte pro Portion:

210 kcal/840 kJ; 10 g Eiweiß, 1 g Fett, 38 g Kohlenhydrate, 4 g Ballaststoffe

Desserts

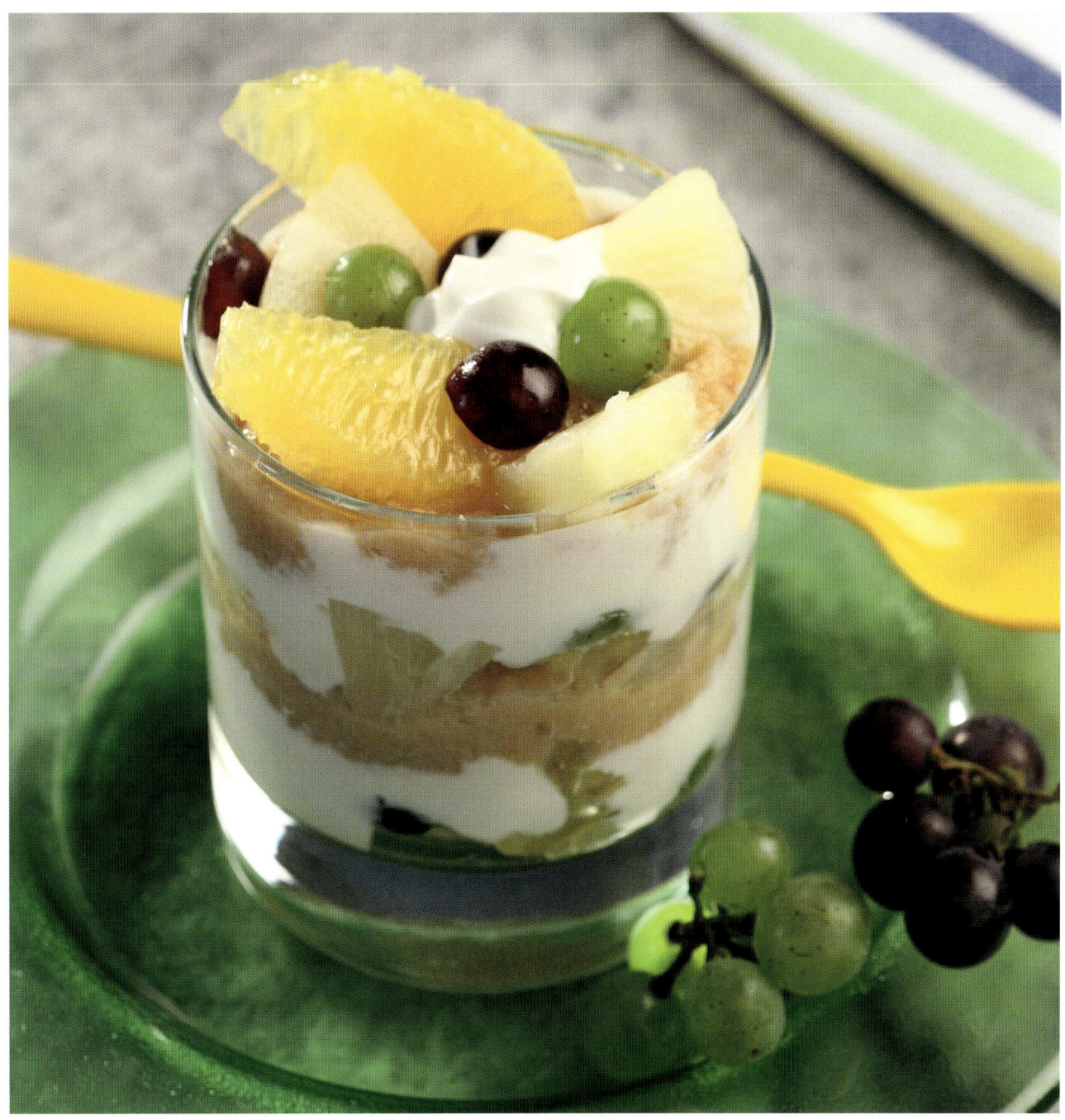

Zum guten Schluss

Erdbeersalat mit Pistaziensauce

Ein Dessert, das toll aussieht und mit süßen Erdbeeren wunderbar schmeckt.

4 Portionen · leicht zubereitet

500 g	Erdbeeren
1	unbehandelte Orange
4 EL	Ahornsirup
40 g	ungesalzene Pistazienkerne
150 g	Naturjoghurt

- Erdbeeren abspülen. Vier schöne Erdbeeren beiseitelegen, die restlichen Früchte putzen und halbieren. Die Orange heiß abwaschen. Die Schale fein abreiben und den Saft auspressen. Beides mit 2 Esslöffeln Ahornsirup verquirlen und über die Erdbeeren träufeln. Die Früchte zugedeckt etwa 1 Stunde im Kühlschrank marinieren.

- 1 Esslöffel Pistazienkerne beiseitelegen. Die restlichen Kerne durch die Mandelmühle drehen oder in einer elektrischen Kaffeemühle mahlen. Zusammen mit dem Joghurt und dem restlichen Ahornsirup kräftig aufschlagen.

- Die Pistaziensauce auf vier Teller verteilen, die marinierten Erdbeeren mit den Rundungen nach oben kranzförmig darauflegen. Die ganzen Erdbeeren in die Mitte setzen. Dann die restlichen Pistazienkerne grob hacken und über das Dessert streuen.

Tipp

Der Erdbeersalat schmeckt auch mit einer milden Marzipansauce ganz ausgezeichnet. Dafür etwa 50 g Marzipanrohmasse weich kneten und mit 2 Esslöffeln flüssigem Honig sowie 150 g süßer Sahne glatt rühren. Und anstelle von Erdbeeren können Sie auch Pfirsiche oder Aprikosen verwenden.

Nährwerte pro Portion:
160 kcal/680 kJ, 4 g Eiweiß, 7 g Fett, 19 g Kohlenhydrate, 4 g Ballaststoffe

Desserts

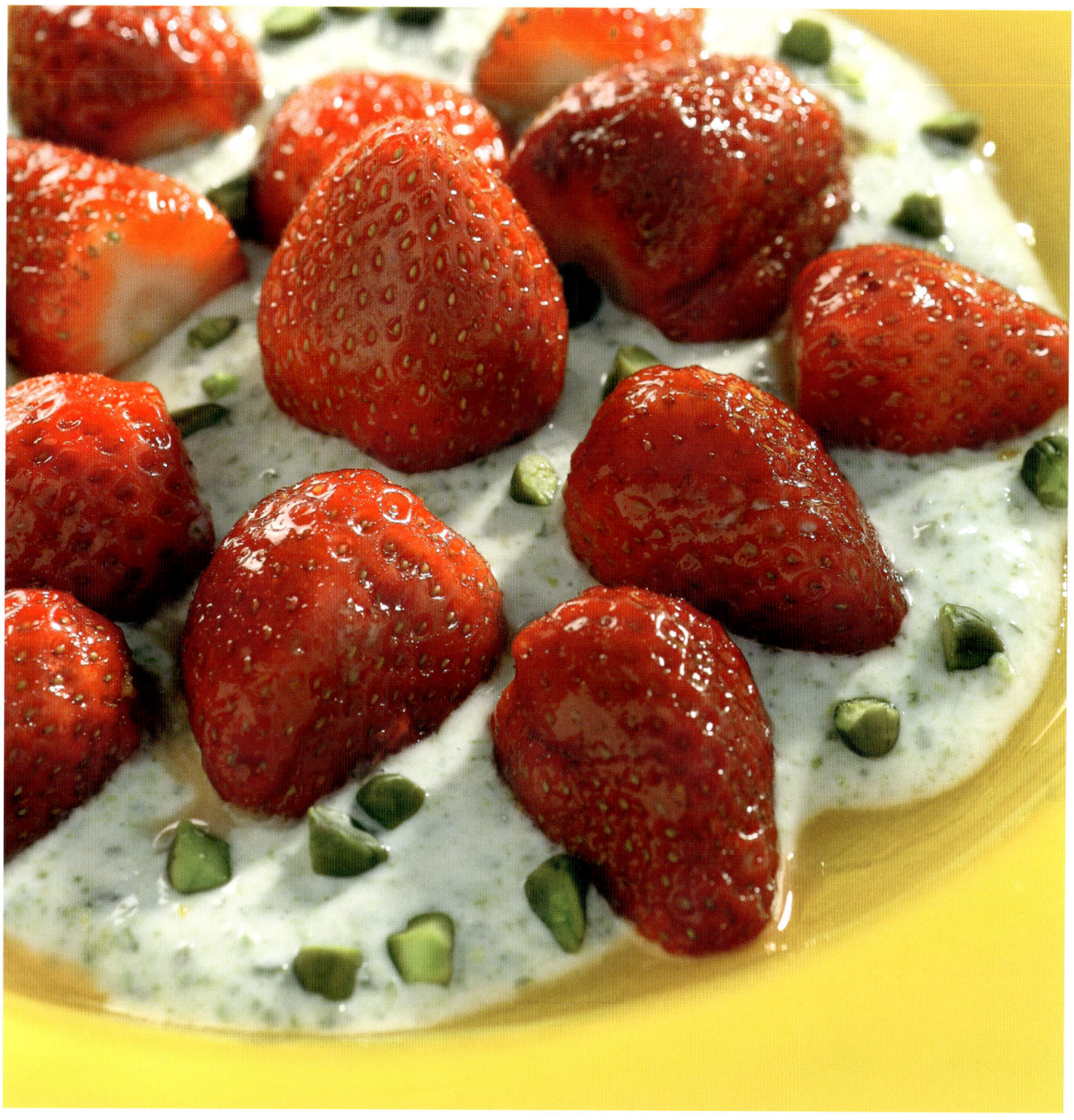

Zum guten Schluss

Beerengrütze mit Vanillejoghurt

3 Portionen · einfach

- 150 g Erdbeeren
- 100 g rote Johannisbeeren
- ½ Glas Schattenmorellen (200 g Abtropfgewicht)
- 2 EL Zucker
- ¼ TL Zimt
- ½ Vanillestange
- ½ Päckchen Vanillepuddingpulver
- 150 g Vanillejoghurt (1,5 % Fett)

▪ Die Erdbeeren abspülen, putzen und große Erdbeeren eventuell halbieren. Die Johannisbeeren abspülen, abtropfen lassen und von den Rispen lösen. Von den Schattenmorellen etwa 6 Esslöffel Saft abnehmen. Den Rest zusammen mit den Erdbeeren und Johannisbeeren in einen Topf geben.

▪ Mit dem Zucker, Zimt und der Vanillestange aufkochen. Den Kirschsaft mit dem Vanillepuddingpulver anrühren. Diesen unter Rühren zu den kochenden Früchten geben und einmal aufkochen lassen. Die rote Grütze kalt werden lassen und jeweils 1 bis 2 Esslöffel Vanillejoghurt darauf verteilen.

Nährwerte pro Portion:
180 kcal/720 kJ, 3 g Eiweiß, 2 g Fett, 36 g Kohlenhydrate, 5 g Ballaststoffe

Joghurt-Apfelsinen-Creme

2 Portionen · gelingt leicht

- 1 Apfelsine
- ½ Birne
- ½ Nektarine
- 100 g Joghurt (1,5 % Fett)
- 80 g Magerquark
- 1 EL brauner Zucker
- 1 Msp. Zimt

▪ Die Apfelsine mit der weißen Haut schälen und filetieren, den Saft dabei auffangen. Die Birne schälen, putzen und das Fruchtfleisch fein würfeln. Die Nektarine abspülen, halbieren, entkernen und ebenfalls fein würfeln. Das Obst vermengen.

▪ Joghurt und Quark zusammen mit dem Zucker und Zimt verrühren. Zuerst das Obst, dann die Joghurtmasse in 2 hohe Gläser füllen und kalt stellen. Vor dem Servieren die Creme mit einer Apfelsinenspalte und etwas Zitronenmelisse garnieren.

Nährwerte pro Portion:
110 kcal/440 kJ, 3 g Eiweiß, 1 g Fett, 18 g Kohlenhydrate, 3 g Ballaststoffe

Gebratene Grießnocken mit Preiselbeer-Orangen-Kompott

Nicht nur Kinder lieben Grießnocken – probieren Sie das Gericht auch ruhig einmal als süße Hauptspeise!

- Die Milch in einem kleinen Topf mit dem Zucker verrühren und aufkochen lassen. Anschließend die Hitze reduzieren. Den Grieß unter Rühren in die Milch einrieseln lassen. Die Mischung bei sehr schwacher Hitze etwa 5 Min. ausquellen und dann abkühlen lassen.

- Inzwischen die Orange heiß abwaschen und abtrocknen. Die Schale fein abreiben und den Saft auspressen. Die Preiselbeeren mit der Orangenschale und dem Orangensaft glatt rühren. Das Ei trennen. Das Eigelb zusammen mit der Butter unter den abgekühlten Grießbrei rühren. Das Eiweiß steif schlagen und vorsichtig unter den Grießbrei heben.

- Die Semmelbrösel auf einen Teller geben. Die Butter in einer großen beschichteten Pfanne aufschäumen lassen. Von dem Grießbrei mit zwei Esslöffeln 8 bis 12 große Nocken abstechen. Diese in den Semmelbröseln wenden und im heißen Fett rundherum goldbraun braten.

- Die Grießnocken zusammen mit den Preiselbeeren auf Tellern anrichten. Mit Zimt bestäuben und das Dessert sofort servieren.

4 Portionen · preisgünstig

250 ml	Milch
2 EL	Zucker
70 g	Weizenvollkorngrieß
1	unbehandelte Orange
150 g	Preiselbeerkompott aus dem Glas
1	Ei
1 EL	Butter
3 EL	Semmelbrösel
2 EL	Butter
	Zimt zum Bestäuben

Tipp

Noch schneller ist das Dessert natürlich fertig, wenn Sie den Grieß nicht zu Nocken formen und braten, sondern ihn einfach so zusammen mit der Preiselbeersauce in Schälchen anrichten.

Nährwerte pro Portion:
270 kcal/1110 kJ, 6 g Eiweiß, 10 g Fett, 37 g Kohlenhydrate, 3 g Ballaststoffe

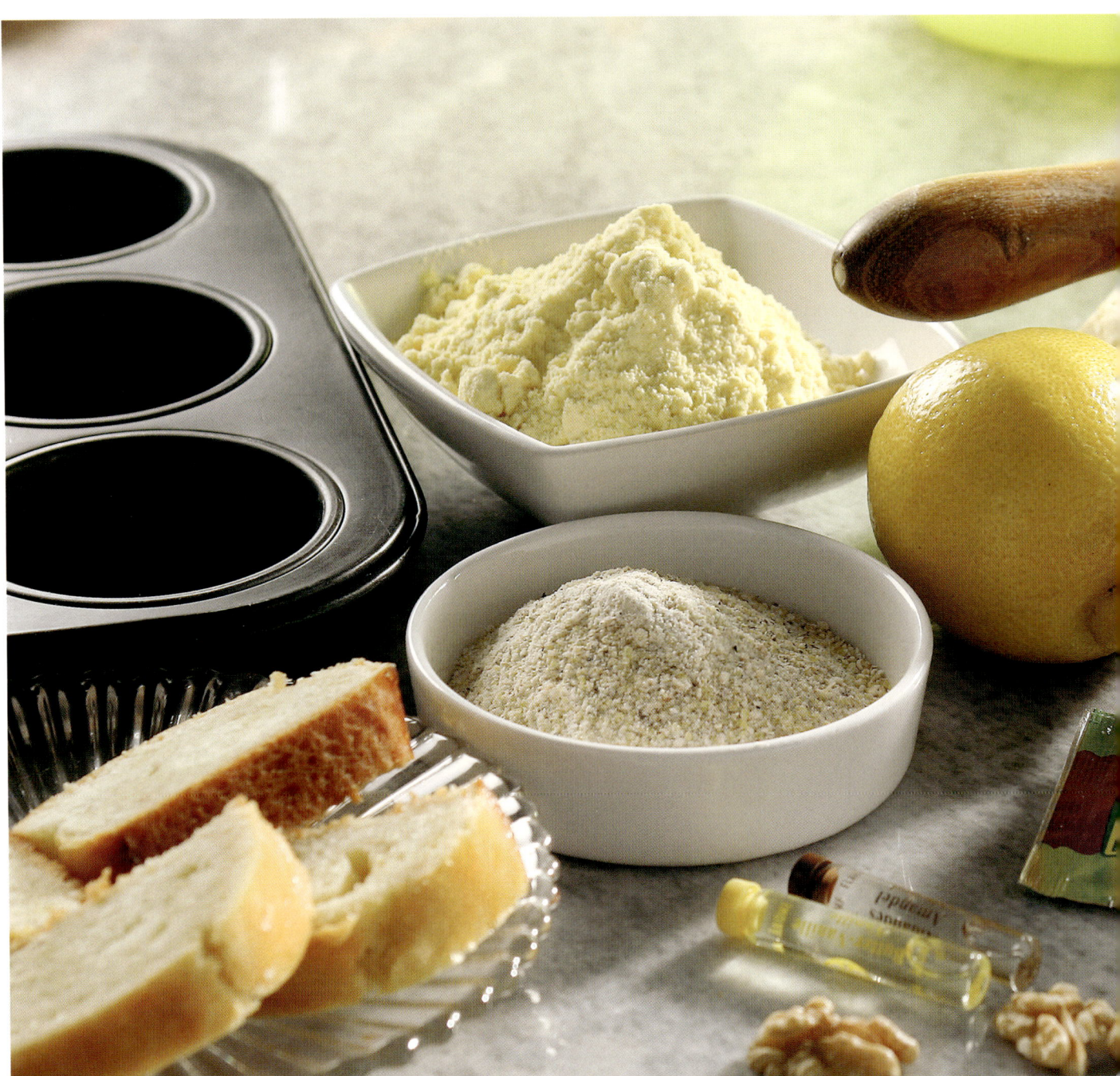

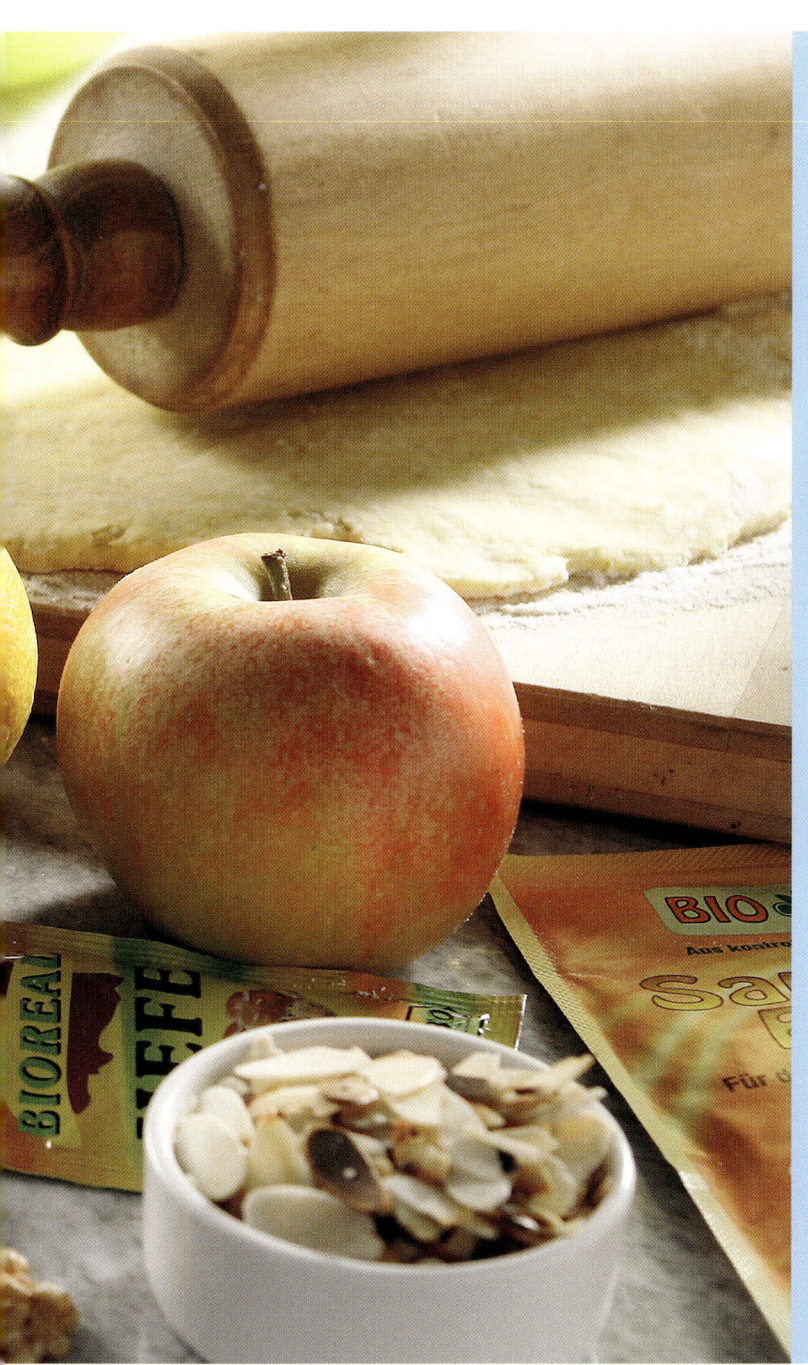

Kuchen, Gebäck und Brot

Aus dem Backofen

Magenbrot

Der Name verräts schon: Zimt und Nelken machen Magenbrot besonders bekömmlich; außerdem ist es äußerst fettarm.

ca. 60 Stück · braucht etwas mehr Zeit

250 g	Honig
250 g	Zucker
500 g	Weizenmehl (Type 405)
1 TL	Zimt
¼ TL	Nelkenpulver
50 g	Orangeat
50 g	Zitronat
50 g	Haselnüsse, gehackt
1½ TL	Hirschhornsalz
125 ml	Milch
300 g	Zucker
100 ml	Wasser
35 g	dunkle Schokolade

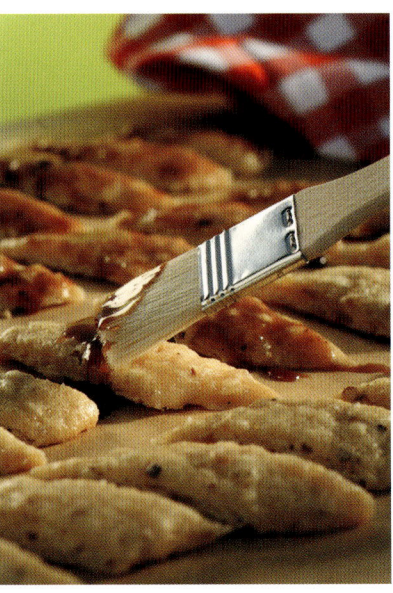

- Honig und Zucker leicht erwärmen. Die restlichen Zutaten, bis auf das Hirschhornsalz und die Milch, in eine Schüssel geben und mischen. Das Hirschhornsalz mit der Milch anrühren, zusammen mit dem Honig zur Mehlmischung geben und verkneten. Zugedeckt bei Zimmertemperatur über Nacht stehen lassen.

- Den Backofen auf 180 Grad vorheizen. Den Teig in 8 gleich große Teile schneiden. Diese mit angefeuchteten Händen zu 2 cm dicken Rollen formen und mit mindestens 4 cm Abstand auf ein mit Backpapier belegtes Blech legen. Die Teigrollen etwa 15 Min. auf mittlerer Schiene backen. Nach dem Abkühlen schräg in 2 cm dicke Scheiben schneiden.

- Für die Glasur den Zucker mit 100 ml Wasser aufkochen und 2 bis 3 Min. unter Rühren weiterkochen. Die Schokolade hacken, hinzugeben und schmelzen lassen. Das Magenbrot mit der heißen Glasur beträufeln, sodass alle Stücke gut bedeckt sind. Auf dem Backpapier trocknen lassen. Das Magenbrot in verschließbaren Blechdosen aufbewahren.

Tipp

Eine zu dünne Glasur überzieht das Magenbrot schlecht. Ist die Glasur also zu dünn geraten, kochen Sie sie nochmals auf. Und eine zu zähe Glasur bildet Bröckchen. Verdünnen Sie die Glasur mit Wasser und erwärmen Sie das Ganze ein weiteres Mal.

Nährwerte pro Portion:
90 kcal/370 kJ, 1 g Eiweiß, 1 g Fett, 19 g Kohlenhydrate, 0,5 g Ballaststoffe

Gebäck

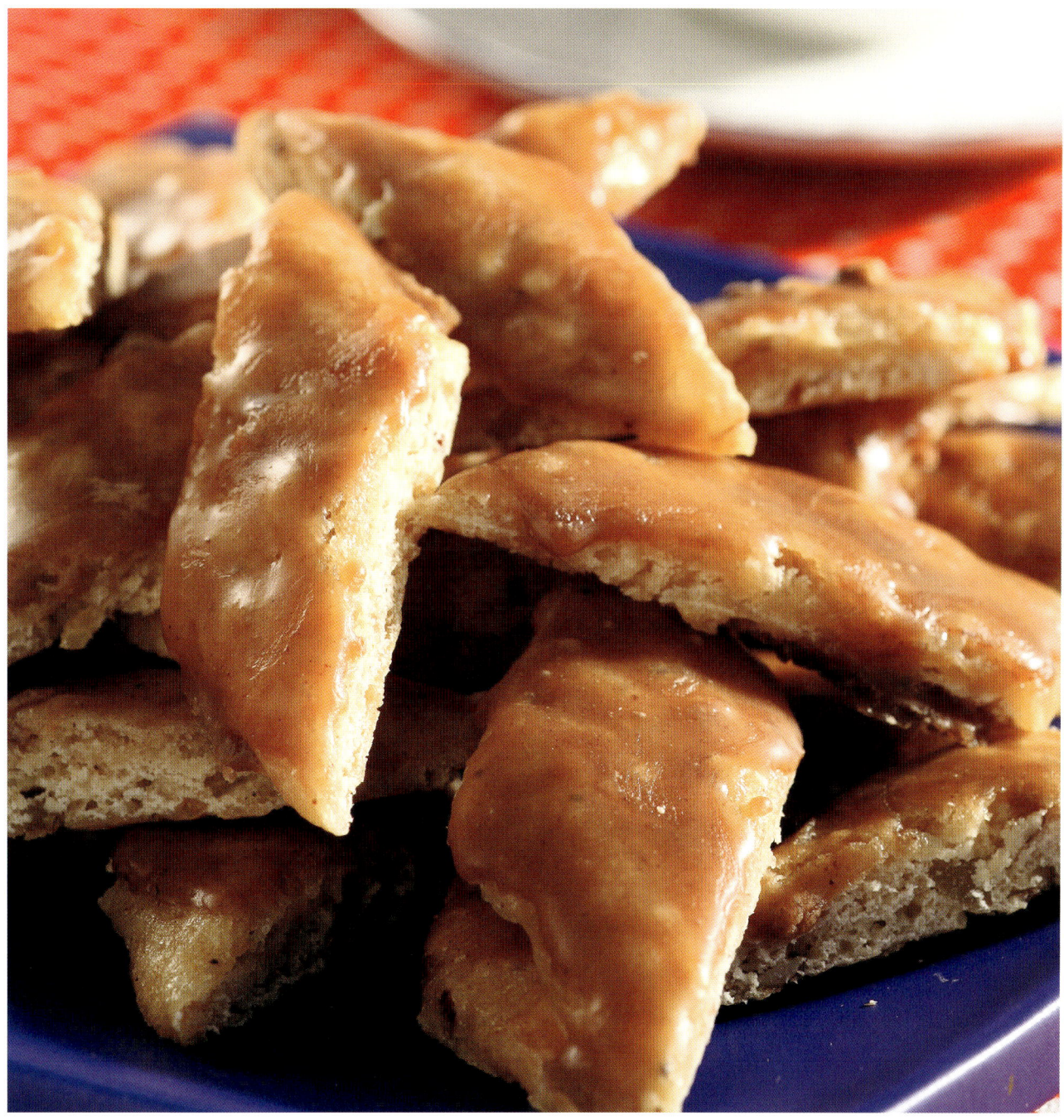

Aus dem Backofen

Aprikosen-Muffins

12 Stück · geht schnell

- 2 Eier
- 80 ml Sonnenblumenöl
- 150 g Zucker
- 150 g Joghurt
- 150 g Weizenvollkornmehl
- 50 g Kleie
- 1 TL Backpulver
- ½ TL Natron
- 80 g getrocknete Aprikosen
- 1 Pr. Ingwer
- 1 Pr. Zimt
- 2 EL Mandeln, gehackt

▌ Den Backofen auf 180 Grad (Umluft 160 Grad) vorheizen. In die Vertiefungen eines Muffinblechs Papierförmchen setzen. Eier mit Öl und Zucker schaumig schlagen. Joghurt unterrühren. Mehl mit Kleie, Backpulver und Natron vermischen. Die Mehlmischung unter die Eier-Öl-Mischung rühren, bis ein glatter Teig entsteht.

▌ Die Aprikosen klein schneiden. Zusammen mit den Gewürzen unter den Teig mischen. Den Teig auf die 12 Vertiefungen gleichmäßig verteilen. Mit den Mandeln bestreuen. Die Muffins auf mittlerer Schiene etwa 20 Min. backen. Die Muffins etwa 5 Min. im Blech abkühlen lassen, dann herausnehmen und auf einem Kuchengitter auskühlen lassen.

Nährwerte pro Portion:
250 kcal/1010 kJ, 6 g Eiweiß, 14 g Fett, 20 g Kohlenhydrate, 6 g Ballaststoffe

Haselnuss-Schoko-Muffins

16 Stück · geht schnell

- 2 Eier
- 120 ml Rapsöl
- 200 ml Buttermilch
- 100 g Honig
- 50 g Zucker
- 200 g Weizenvollkornmehl
- 80 g kernige Haferflocken
- 100 g Haselnüsse, gehackt
- 100 g Schokolade, gehackt
- 1 TL Backpulver
- 1 TL Natron

▌ Den Backofen auf 180 Grad (Umluft 160 Grad) vorheizen. In die Vertiefungen eines Muffinblechs Papierförmchen setzen. Eier mit Öl, Buttermilch, Honig und Zucker verrühren. Das Mehl mit Haferflocken, Haselnüssen und Schokolade sowie dem Backpulver und Natron vermischen. Die Mehlmischung unter die Eier-Öl-Mischung rühren, bis ein glatter Teig entsteht.

▌ Den Teig auf die 16 Vertiefungen gleichmäßig verteilen. Die Muffins auf mittlerer Schiene etwa 20 Min. backen. Die Muffins etwa 5 Min. im Blech abkühlen lassen, dann herausnehmen und auf einem Kuchengitter auskühlen lassen.

Tipp
Wer es gerne etwas fruchtig mag, kann 100 g Rosinen unter den Teig mischen.

Nährwerte pro Portion:
240 kcal/980 kJ, 5 g Eiweiß, 16 g Fett, 18 g Kohlenhydrate, 4 g Ballaststoffe

Muffins

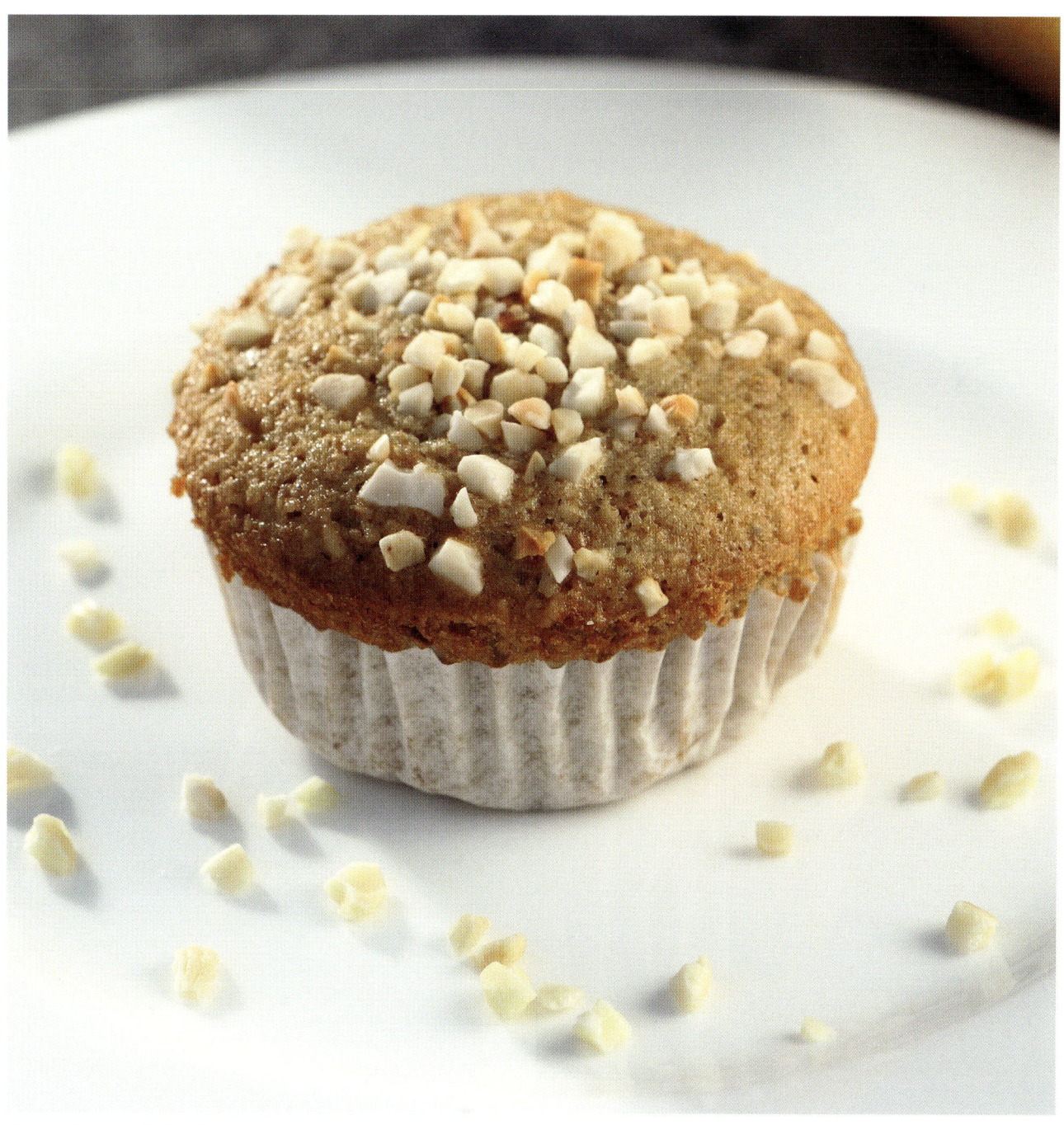

▲ Haselnuss-Schoko-Muffins

Aus dem Backofen

Haferflocken-Plätzchen

Schön kernig und gut schnell gemacht – so macht Backen Spaß.

50 Stück · geht schnell

125 g	Butter
200 g	Haferflocken
175 g	Weizenmehl (Type 405)
125 g	Speisestärke
1	Päckchen Backpulver
2	Eier
150 g	Zucker
1	Päckchen Vanillezucker
1 Pr.	Salz
½ TL	Zimt
2 TL	abgeriebene Zitronenschale
3 EL	Milch

■ Die Butter schmelzen lassen. Haferflocken in eine Schüssel geben, die Butter darübergießen und verrühren. Mehl, Stärke, Backpulver miteinander vermischen. Eier mit dem Zucker, Vanillezucker, Salz, Zimt und der Zitronenschale in eine Schüssel geben und schaumig schlagen.

■ Haferflocken und die Mehlmischung dazugeben und verrühren. Die Milch zum Schluss unterrühren. Den Backofen auf 180 Grad (Umluft 160 Grad) vorheizen. Ein Blech mit Backpapier belegen. Von der Teigmasse mit einem Esslöffel Häufchen abstechen und im Abstand von 4 cm auf das Blech setzen. Auf mittlerer Schiene etwa 20 Min. backen.

Nährwerte pro Portion:
70 kcal/290 kJ, 1 g Eiweiß, 3 g Fett, 10 g Kohlenhydrate, 1 g Ballaststoffe

Möhrenkuchen

Ein Klassiker aus der Schweiz, der schön mild ist und erst am nächsten Tag richtig gut schmeckt.

12 Stücke · preisgünstig

250 g	Möhren
180 ml	Sonnenblumenöl
4	Eier (Größe M)
150 g	Zucker
1 Pr.	Salz
200 g	Mehl (Type 550)
2 TL	Backpulver
2 TL	Zimt
80 g	gemahlene Haselnüsse

■ Möhren putzen, schälen und auf der Rohkostreibe fein reiben. Öl zusammen mit den Eiern und dem Zucker schaumig schlagen. Den Backofen auf 200 Grad (Umluft 170 Grad) vorheizen. Zwischen Boden und dem Rand einer Springform (26 cm Ø) Backpapier einspannen. Den Rand einfetten.

■ Mehl mit dem Backpulver und Zimt mischen. Mit den Haselnüssen und den Möhren unter die Masse heben. Teig in die Springform füllen und sofort auf mittlerer Schiene etwa 1 Stunde backen. Den Kuchen auskühlen lassen und aus der Springform lösen.

Nährwerte pro Portion:
340 kcal/1430 kJ, 5 g Eiweiß, 23 g Fett, 28 g Kohlenhydrate, 2 g Ballaststoffe

Gebäck

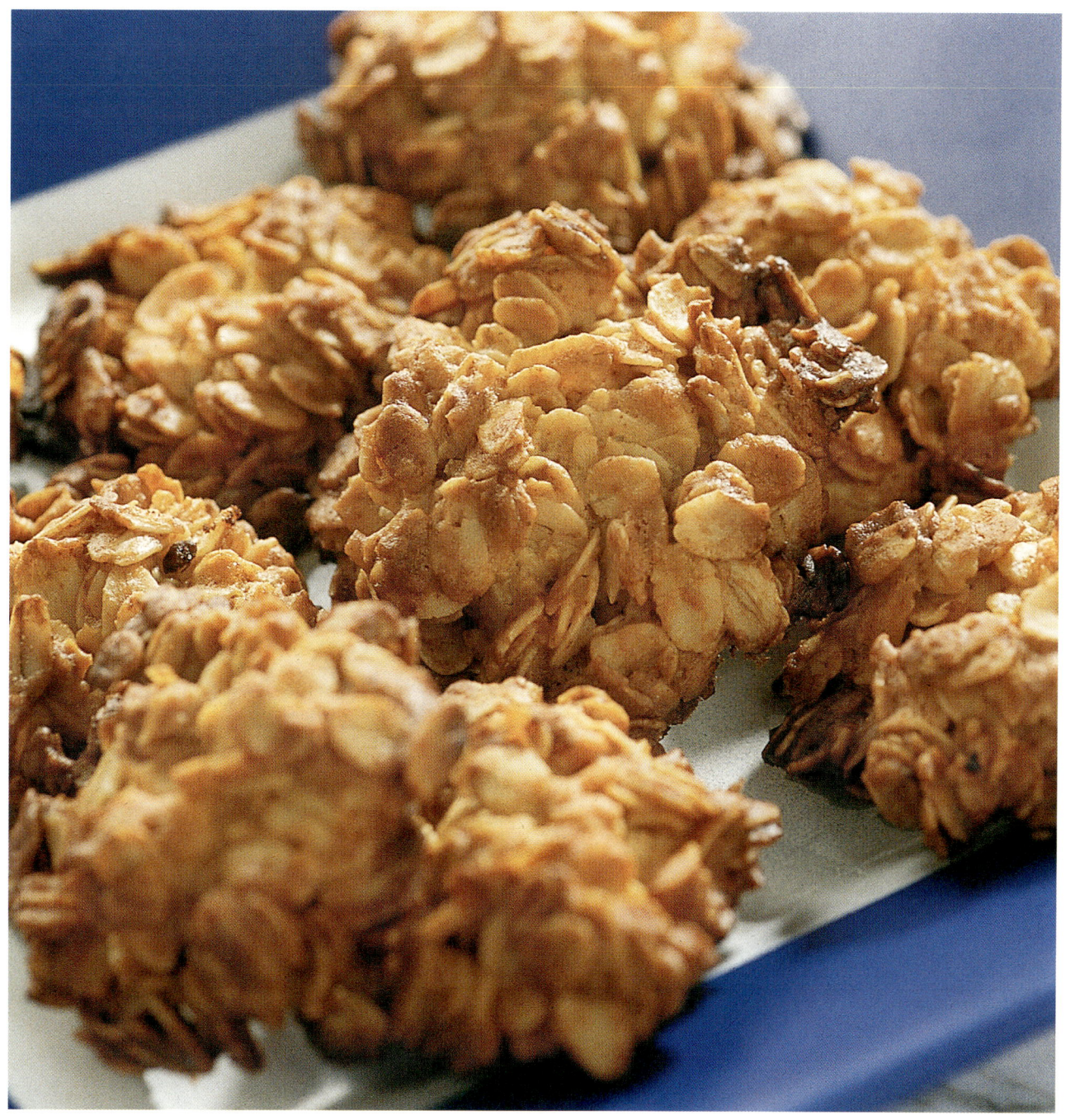

▲ Haferflocken-Plätzchen

Aus dem Backofen

Dinkel-Laugenstangen

Das beliebte Laugengebäck in der gesunden Vollkornversion.

6 Stück · preisgünstig

250 g	Dinkelvollkornmehl
½	Päckchen Trockenhefe
½ TL	Zucker
½ TL	Salz
10 g	Butter
50 g	Natron
2 EL	Sesam

▍ Mehl in eine Rührschüssel geben und in die Mitte eine Vertiefung drücken. Hefe und Zucker hineingeben. Salz und Butter am Rand und 180 ml lauwarmes Wasser hinzufügen. Mit dem Knethaken der Küchenmaschine so lange kneten, bis sich der Teig vom Rand löst.

▍ Den Hefeteig an einem warmen Ort gehen lassen, bis er sein Volumen verdoppelt hat. Dann durchkneten und unter einem sauberen Geschirrtuch erneut gehen lassen. Den Backofen auf 180 Grad (Umluft 160 Grad) vorheizen. Den Teig in 6 gleichgroße Stücke teilen und zu Stangen formen.

▍ 2 l Wasser mit dem Natron zum Kochen bringen. Die Stangen der Reihe nach hineingeben und 1 Min. kochen lassen. Kurz abtropfen lassen und auf ein mit Backpapier ausgelegtes Backblech legen. Mit Sesam bestreuen. Die Laugenstangen auf mittlerer Schiene im Backofen etwa 20 Min. backen.

Nährwerte pro Portion:
170 kcal/710 kJ, 5 g Eiweiß, 4 g Fett, 27 g Kohlenhydrate, 4,5 g Ballaststoffe

Kümmelbrötchen

- Roggenmehl und Weizenvollkornmehl in eine Rührschüssel geben und in die Mitte eine Vertiefung drücken. Die Hefe und den Zucker hineingeben. Das Salz und Kümmel an den Rand der Schüssel geben. Mit dem Knethaken der Küchenmaschine die Zutaten mit 300 ml lauwarmem Wasser zu einem geschmeidigen Teig verkneten. So lange kneten, bis sich der Teig vom Rand löst.

- Den Hefeteig an einem warmen Ort gehen lassen, bis er sein Volumen verdoppelt hat. Erneut durchkneten und unter einem sauberen Geschirrtuch erneut gehen lassen. Den Backofen auf 180 Grad (Umluft 160 Grad) vorheizen.

- Den Teig in 12 gleich große Stücke teilen und diese zu Brötchen formen. Die Brötchen auf ein mit Backpapier ausgelegtes Backblech legen. Die Oberfläche kreuzweise einritzen und mit Kümmel bestreuen. Die Brötchen auf mittlerer Schiene in den vorgeheizten Backofen geben und etwa 20 Min. backen.

Nährwerte pro Portion:
110 kcal/450 kJ, 3 g Eiweiß, 1 g Fett, 22 g Kohlenhydrate, 3 g Ballaststoffe

12 Stück · preisgünstig
- 150 g Roggenmehl (Type 1150)
- 250 g Weizenvollkornmehl
- 1 Päckchen Trockenhefe
- 1 TL Zucker
- 2 TL Salz
- 1 TL Kümmel
- Kümmel zum Bestreuen

Aus dem Backofen

Dinkel-Buttermilchbrot

18 Scheiben · preisgünstig
- 400 g helles Dinkelmehl (Type 630)
- 100 g kernige Haferflocken
- 1 Päckchen Trockenhefe
- 1 EL Zucker
- 350 ml Buttermilch
- 1 TL Salz

▪ Mehl und Haferflocken in eine Schüssel geben und in die Mitte eine Mulde drücken. Die Hefe und den Zucker hineingeben. Die Buttermilch leicht erwärmen und mit dem Salz zum Teig geben. Mit dem Knethaken des Handrührgeräts so lange verkneten, bis sich der Teig vom Rand löst.

▪ Den Hefeteig an einem warmen Ort gehen lassen, bis er sein Volumen verdoppelt hat. Erneut durchkneten, zu einem länglichen Brotlaib formen und unter einem Geschirrtuch erneut gehen lassen. Den Backofen auf 200 Grad (Umluft 180 Grad) vorheizen.

▪ Eine mit Wasser gefüllte, feuerfeste Schale auf den Boden des Backofens stellen. Den Brotlaib auf ein mit Backpapier belegtes Backblech setzen. Die Oberfläche mehrmals tief einschneiden. Mit etwas Wasser bestreichen, mit Haferflocken bestreuen und auf mittlerer Schiene etwa 30 Min. backen.

Tipp
Bevor Sie das Brot aus dem Backofen nehmen, machen Sie eine Garprobe: Klopfen Sie gegen den Brotlaib – klingt es hohl, dann ist das Brot fertig gebacken.

Nährwerte pro Portion:
100 kcal/440 kJ, 4 g Eiweiß, 2 g Fett, 19 g Kohlenhydrate, 3 g Ballaststoffe

Brot

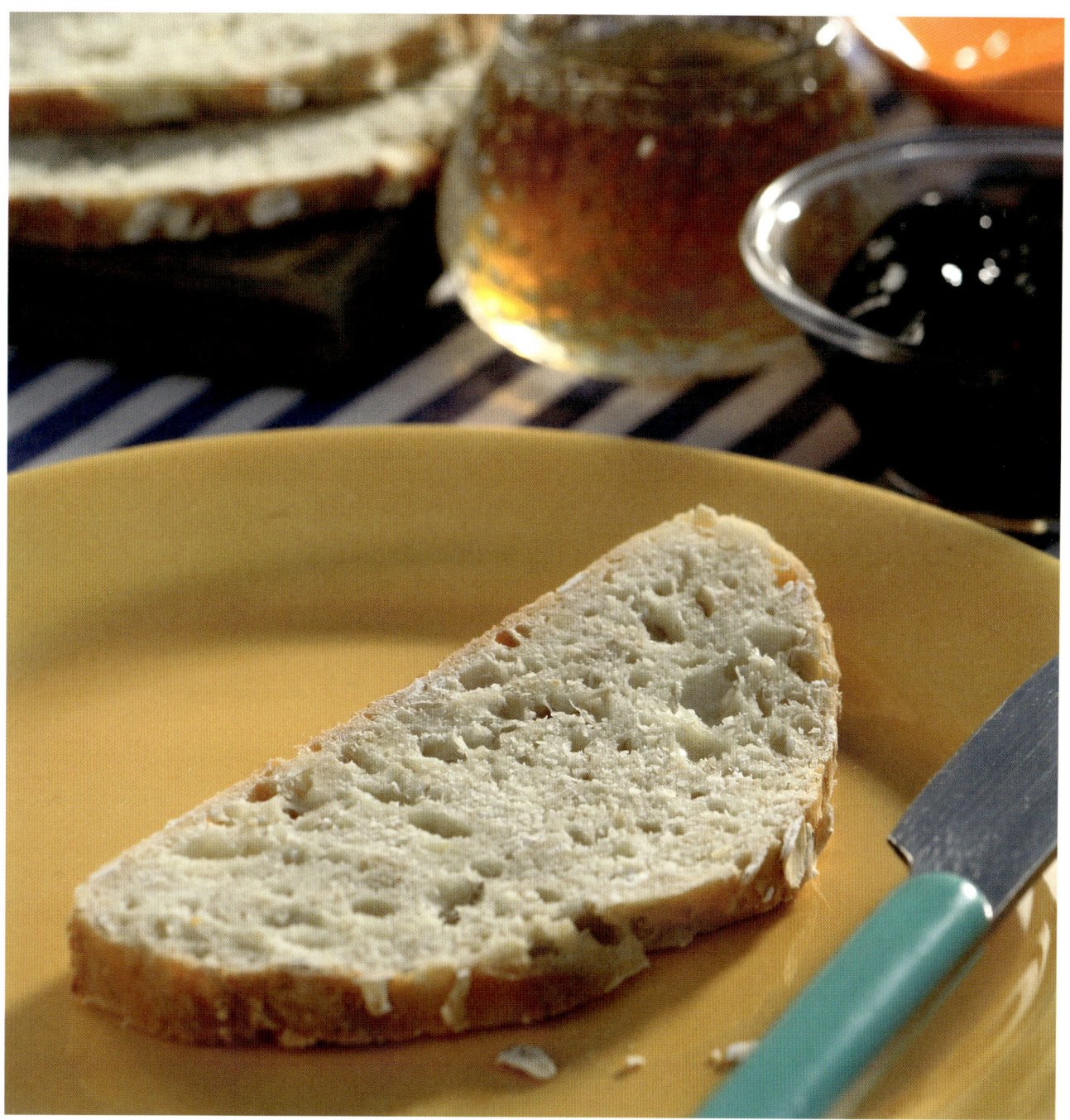

Anhang

Rezeptverzeichnis

A

Ananas
 Ananas-Quark-Creme 134
 Ananas-Sauerkraut-Toast 72
 Ananas-Erdbeer-Drink 64
Aprikosen-Muffins 144
Asia-Schweinebraten aus dem Bratschlauch 100

B

Bananen
 Bananen-Flockenmüsli 58
 Gute-Laune-Drink 66
 Obstsalat mit Pistazienjoghurt 60
Bandnudeln mit Rinderfilet und Mangold 122
Beeren
 Beerengrütze mit Vanillejoghurt 138
 Beeren-Quark-Creme 61
 blitzschnelles Beerensorbet 132
 Erdbeer-Joghurt-Shake 64
 Erdbeersalat mit Pistaziensauce 136
Bratäpfel mit Marzipan-Leinsamen-Füllung 130
Brokkolicremesuppe mit Räucherforelle 91

C

Christels Kürbissuppe 92

E

Endivien-Apfel-Salat mit Roquefort 78
Ente aus dem Wok 100

Erdbeeren
 Erdbeer-Joghurt-Shake 64
 Erdbeersalat mit Pistaziensauce 136

F

Feldsalat mit gebratener Geflügelleber 80
Fenchel al forno 114
Fencheltoast 72
Fisch
 Fischlasagne mit Krabben und Frühlingsgemüse 120
 Fischpäckchen mediterran 108
 Lachsforelle 109
 Lachssteak mit Gemüsenudeln 118
 Thunfisch-Reis-Salat mit Tomaten 82
 Wels aus dem Bratschlauch 108
Fleischbrühe 86
Folienkartoffel mit rotem Sauerkraut 75
Frischkornmüsli 58

G

Gebratene Grießnocken mit Preiselbeer-Orangen-Kompott 139
Geflügel
 Hähnchengeschnetzeltes mit Sesam und Honig 98
 Hühnerfrikassee 98
 mediterrane Hähnchenkeulen aus dem Ofen 99

 Putenrouladen mit Champignonfüllung und Zucchinigemüse 96
 gefüllte Grünkernbratlinge 112
Gemüsebrühe 87
Geschmorte Paprikastreifen 74
Gute-Laune-Drink 66

H

Haferflocken-Plätzchen 146
Hähnchengeschnetzeltes mit Sesam und Honig 98
Haselnuss-Schoko-Muffins 144
Hühnerfrikassee 98

I

Indischer Blumenkohl 110

J

Joghurt-Apfelsinen-Creme 138

K

Kalbsgeschnetzeltes mit Frühlingsgemüse 102
Kalbsschnitzel mit Spargel 104
Kartoffel-Omelett mit Krabben 124
Kartoffelsalat mit Rucola 84
Knäckebrot mit Möhren-Frischkäse 62
Kohlrabitörtchen 70
Kohlrabi-Zuckerschoten-Auflauf 116

krauser Endiviensalat mit Sprossen 78
Kümmelbrötchen 149

M

Magenbrot 142
mediterrane Hähnchenkeulen aus dem Ofen 99
mediterranes Kartoffelgulasch 122
Milder-Pflaumen-Zimt-Drink 64
Möhren-Blumenkohl-Auflauf 112
Möhrenkuchen 146

O

Obstsalat
 mit Datteln 128
 mit Pistazienjoghurt 60
Orangen-Grapefruit-Salat 130
Orangen-Kiwi-Drink 66

P

Pflaumen-Crumble 128
pikante Avocado-Buttermilch 62
Putenrouladen mit Champignonfüllung und Zucchinigemüse 96

R

Ratatouille 110
Reisauflauf mit Rhabarberkompott 132
Rheinischer Sauerbraten 103
Rot-gelbe-Paprikasuppe 88

S

Salat
- Endivien-Apfel-Salat mit Roquefort 78
- Feldsalat mit gebratener Geflügelleber 80
- Kartoffelsalat mit Rucola 84
- warmer Kartoffelsalat mit grünen Bohnen 84
- krauser Endiviensalat mit Sprossen 78
- Spargel-Tomaten-Salat 82
- Thunfisch-Reis-Salat mit Tomaten 82
- Tomaten-Basilikum-Teller 74

Sauerkrautsuppe 90
Schnelle Kartoffelsuppe 90
Schweinebraten mit Senfcreme 104
Spargelcremesuppe 91
Spieße mit Champignons und Backpflaumen 106
Spinat mit Ingwer 110
Steinpilzsuppe mit Tomaten 92

T

gefüllte Tomaten 76
Thunfisch-Reis-Salat mit Tomaten 82
Tomaten-Basilikum-Teller 74
Tomaten-Zucchini-Gratin 116

V

Vollkornbrot mit Tomaten-Hüttenkäse 61

W

warmer Kartoffelsalat mit grünen Bohnen 84
Wels aus dem Bratschlauch 108
Westfälische Kirsch-Quark-Creme 130

Z

Zucchini-Lamm-Spieße 106

Nachwort

Das vorliegende Buch hat Ihnen einen guten Überblick über die Problematik des Reizdarmleidens gegeben. Was aber noch viel wichtiger ist: Sie erhielten auch praktische Tipps im Umgang mit der Erkrankung und vor allem: köstliche Rezepte, die dazu noch leicht zu kochen sind.

Die Deutsche Reizdarmselbsthilfe e.V. bemüht sich seit Jahren, dem Krankheitsbild, das auch Colon irritabile oder IBS (irritable bowel syndrome) genannt wird, einen höheren Bekanntheitsgrad in der Bevölkerung und auch bei dem Fachpublikum zu verschaffen. Wir freuen uns daher immer über Schriften oder Bücher, die in beispielhafter Weise den Betroffenen Hilfestellungen geben. Solche Veröffentlichungen unterstützen uns in unserem Bemühen um einen objektiven Umgang mit der Erkrankung und fördern dadurch letztlich auch den medizinischen Fortschritt.

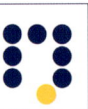

Deutsche Reizdarmselbsthilfe e. V., Mörikeweg 2, 31303 Burgdorf
Fon: 0 51 36/89 61 06, Fax: 0 51 36/87 36 62, E-Mail: Reizdarm@aol.com

Liebe Leserin, lieber Leser,
hat Ihnen dieses Buch weitergeholfen? Für Anregungen, Kritik, aber auch für Lob sind wir offen. So können wir in Zukunft noch besser auf Ihre Wünsche eingehen. Schreiben Sie uns, denn Ihre Meinung zählt!

Ihr Trias Verlag

E-Mail Leserservice: heike.schmid@medizinverlage.de

Lektorat TRIAS Verlag
Postfach 30 05 04
70445 Stuttgart
Fax: 0711/8931 - 748

Bibliografische Information der Deutschen Nationalbibliothek
Die Deutsche Nationalbibliothek verzeichnet diese Publikation in der Deutschen Nationalbibliografie; detaillierte bibliografische Daten sind im Internet über http://dnb.d-nb.de/ abrufbar.

Programmplanung: Sibylle Duelli

Redaktion und Bildredaktion: Anja Fleischhauer

Umschlaggestaltung und Layout: CYCLUS Visuelle Kommunikation

Bildnachweis:
Umschlagfoto vorn: Stockfood
Umschlagfotos hinten: oben: Photo Alto; Mitte: Fridhelm Volk, Stuttgart; unten: Stock.xchng
Abbildungen im Innenteil: Alnatura: S. 18; BLE Bonn/Foto: Thomas Stephan: S. 17; Creativ Collection: S. 23, 29, 37; Fancy: S. 11; Martin Koch, Stuttgart: S. 26; Christine Lackner-Hawighorst, Ittlingen: S. 16;
MEV: S. 42 rechts oben, 64; Photo Alto: S. 4 links, 8, 20, 42 links unten, 42 rechts mitte; Photo Disc: S. 4 rechts, 19, 32 rechts, 33, 39, 42 rechts unten; Pixelquelle: S. 27; Stockfood: S. 3; Stock.xchng: S. 13, 15, 32 links, 34, 35, 40, 42 links oben, 44, 46, 47; Fridhelm Volk: S. 5, 6, 7, 56/57, 59, 63, 65, 67, 68/69, 71, 73, 75, 77, 79, 81, 83, 85, 86, 89, 93, 94/95, 97, 101, 105, 107, 111, 113, 115, 117, 119, 121, 123, 125, 126/127, 129, 131, 133, 135, 137, 140/141, 142, 143, 145, 147, 151;
Die abgebildeten Personen haben in keiner Weise etwas mit der Krankheit zu tun.

© 2008 TRIAS Verlag in MVS Medizinverlage Stuttgart GmbH & Co. KG
Oswald-Hesse-Straße 50, 70469 Stuttgart

Printed in Germany

Satz: F3media, 71093 Weil im Schönbuch
gesetzt in: InDesign CS2 auf MAC OS X
Druck: AZ Druck und Datentechnik GmbH, Kempten

Gedruckt auf chlorfrei gebleichtem Papier

ISBN 978-3-8304-3371-2   2 3 4 5 6

Wichtiger Hinweis: Wie jede Wissenschaft ist die Medizin ständigen Entwicklungen unterworfen. Forschung und klinische Erfahrung erweitern unsere Erkenntnisse, insbesondere was Behandlung und medikamentöse Therapie anbelangt. Soweit in diesem Werk eine Dosierung oder eine Applikation erwähnt wird, darf der Leser zwar darauf vertrauen, dass Autoren, Herausgeber und Verlag große Sorgfalt darauf verwandt haben, dass diese Angabe dem **Wissensstand bei Fertigstellung des Werkes entspricht.**

Die Ratschläge und Empfehlungen dieses Buches wurden vom Autor und Verlag nach bestem Wissen und Gewissen erarbeitet und sorgfältig geprüft. Dennoch kann eine Garantie nicht übernommen werden. Eine Haftung des Autors, des Verlages oder seiner Beauftragten für Personen-, Sach- oder Vermögensschäden ist ausgeschlossen.

Geschützte Warennamen (Warenzeichen) werden **nicht** besonders kenntlich gemacht. Aus dem Fehlen eines solchen Hinweises kann also nicht geschlossen werden, dass es sich um einen freien Warennamen handelt.

Das Werk, einschließlich aller seiner Teile, ist urheberrechtlich geschützt. Jede Verwertung außerhalb der engen Grenzen des Urheberrechtsgesetzes ist ohne Zustimmung des Verlages unzulässig und strafbar. Das gilt insbesondere für Vervielfältigungen, Übersetzungen, Mikroverfilmungen und die Einspeicherung und Verarbeitung in elektronischen Systemen.

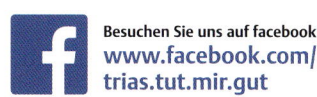

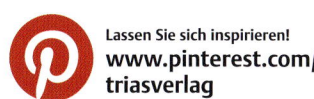